子宮頸部細胞採取の手引き

Technical instructions: collection of adequate Pap smears of the uterine cervix

一般社団法人 日本婦人科がん検診学会 編

後　援
日本産科婦人科学会、日本産婦人科医会、日本総合健診医学会
日本人間ドック学会、日本婦人科腫瘍学会、日本臨床細胞学会

序

　子宮頸がんの多くは、ヒトパピローマウイルス（human papillomavirus：HPV）感染が原因となり、前がん病変である子宮頸部上皮内腫瘍（cervical intraepithelial neoplasia：CIN）を経て発症することが明らかにされており、CINのうちに発見し、必要に応じて治療することにより予防し得る疾患である。そのためには検診がもっとも重要で、病巣部の適確な細胞診、組織診が不可欠である。子宮頸部擦過細胞診による子宮頸がん検診は、細胞採取、標本作製、細胞診の判定、報告書作成の各過程を経て成立するが、正確な診断のためには、まずは子宮頸部から適切に細胞が採取されなければならない。

　検診の現場で子宮頸部擦過細胞診のための細胞採取は産婦人科医が行うべきであるが、実際は婦人科腫瘍学を専門とする医師のみでなく、研修医などを含めてさまざまな医師が細胞の採取に従事しているのが実態である。産婦人科医であれば基本的に腟鏡診や内診には習熟していると思われるが、誰もが細胞診の精度管理や精密検査の実情に精通しているとは言い難い。また、医師の技量によっては、そもそも細胞採取器具の選択や子宮頸部からの細胞擦過、固定が適切に行われていない場合もあり得る。

　子宮頸部擦過細胞診は子宮頸部病変のスクリーニング手法として、罹患率減少効果、死亡率減少効果が確認されていることからきわめて優れた手段であり、その有効性は広く認められているが、採取ミス（sampling error）はがんの見落としや訴訟にもなりかねないリスクをはらんでいる。

　そこで日本婦人科がん検診学会では、子宮頸がん検診の質的向上とより一層の普及を目指すには、まずは検診担当医の技能を一定のレベルに保ち可能なかぎり均てん化することが急務と考え、学会内で検討を重ね、検診実施マニュアルの作成を検討してきた。

　このたび、日本を代表する婦人科腫瘍専門医や細胞診専門医の分担執筆による『子宮頸部細胞採取の手引き』を上梓することになった。本書では、子宮頸がん検診に関する基本的知識（解剖、生理、疫学、CINの概念、精度管理など）に加えて、細胞採取手技の実際、検体処理、トラブルへの対応、精密検査（コルポスコピー、生検、HPVテスト）への展開について、可能なかぎり検診現場の実態に則してわかりやすく解説している。本書は本邦初の系統的な子宮頸がん検診実施解説書であり、検診担当医の道標となることを願ってやまない。

　今後も、日本産科婦人科学会、日本産婦人科医会、日本総合健診医学会、日本人間ドック学会、日本婦人科腫瘍学会、日本臨床細胞学会とも連携して議論を重ね、子宮頸がん検診担当医師の技能向上と標準化を目指していきたいと考えている。

日本婦人科がん検診学会「子宮頸部細胞採取の手引き」編集委員会一覧

理事長	佐々木　寛	千葉徳洲会病院　婦人科
常務理事	植田　政嗣	畿央大学大学院　健康科学研究科
編集委員長	進　伸幸	国際医療福祉大学　医学部　産婦人科
副編集委員長	森定　徹	慶應義塾大学　医学部　産婦人科
編集委員（五十音順）	伊藤　潔	東北大学災害科学国際研究所　災害産婦人科学分野
	小笠原利忠	特定医療法人誠仁会　大久保病院　婦人科
	小田　瑞恵	こころとからだの元氣プラザ　婦人科
	雑賀公美子	国立がん研究センター　がん対策情報センター
	齊藤　英子	国際医療福祉大学三田病院　予防医学センター
	杉山　裕子	がん研究会有明病院　細胞診断部
	髙橋　宏和	国立がん研究センター　社会と健康研究センター
	寺本　勝寛	山梨県厚生連健康管理センター
	西川　鑑	にしかわウイメンズヘルスクリニック・NTT東日本札幌病院　産婦人科
	藤原　寛行	自治医科大学　産科婦人科学講座
	宮城　悦子	横浜市立大学　医学部　産婦人科
	横山　正俊	佐賀大学　医学部　産科婦人科
	横山　良仁	弘前大学　医学部　産科婦人科

日本婦人科がん検診学会「子宮頸部細胞採取の手引き」評価委員会一覧

青木　大輔	慶應義塾大学　医学部　産婦人科
大村　峯夫	こころとからだの元氣プラザ　婦人科
片渕　秀隆	熊本大学大学院生命科学研究部　産科婦人科学
岩成　治	島根県立中央病院　産婦人科
八重樫伸生	東北大学大学院医学研究科　産婦人科学分野
榎本　隆之	新潟大学大学院医歯学総合研究科　産科婦人科学
岡本　愛光	東京慈恵会医科大学　産婦人科
高野　忠夫	東北大学大学院医学研究科　産婦人科学分野
高野　浩邦	東京慈恵会医科大学附属柏病院　産婦人科
梁　善光	帝京大学ちば総合医療センター　産婦人科

目　次

序 3

第 1 章　子宮頸がん検診における基本的知識

1. 子宮頸がんの疫学 11
　　1-1　子宮頸がんの疫学 11
　　1-2　扁平上皮系前駆病変とその取り扱い 13
　　1-3　腺系前駆病変とその取り扱い 14
2. がん検診とその精度管理 15
　　2-1　がん検診とは 15
　　2-2　がん検診における精度管理 17
3. 子宮頸がん検診とその精度管理 19
　　3-1　子宮頸がん検診とは 19
　　3-2　子宮頸がん検診における精度管理 20
4. 女性生殖器の構造 23
　　4-1　子　宮 23
　　4-2　卵　巣 25
　　4-3　卵　管 25
　　4-4　腟 25
　　4-5　子宮頸部の組織構築 25

第 2 章　子宮頸がん検診の実際

1. 対象者 29
2. 受診者への説明 29
3. 受診者への案内・声かけ・注意点（環境） 32
4. 看護師との共同作業 32
　　4-1　準備・環境整備 32
　　4-2　内診台での細胞採取と内診 33
　　4-3　検診終了後 33
5. 問　診 33

6. 細胞採取時期の適否、妊婦の検診の注意点 34
7. 内診台使用時の注意点 35
8. 外陰部の構造と疾患 36
9. 採取器具とその特性 37
10. 子宮腟部の露出（腟鏡の使い方） 39
  10-1　腟鏡の準備 39
  10-2　腟鏡の選択 39
  10-3　腟鏡の挿入 40
  10-4　腟鏡を開いても子宮腟部が観察できない場合 40
  10-5　受診者から疼痛などの訴えがあった際の対応 42
11. 腟、子宮腟部の視診と疾患 43
  11-1　腟、子宮腟部の視診 43
  11-2　腟、子宮腟部の疾患 43
12. 細胞採取 46
  12-1　移行帯 46
  12-2　細胞採取の方法 47
13. 採取検体の処理と手技 50
  13-1　採取検体の処理法 50
  13-2　採取検体の手技 50
14. 検体管理 53
  14-1　検体管理の要点 53
  14-2　採取法 53
  14-3　検体管理の実際 53
15. 採取時の出血への対応 55
16. 明らかな肉眼的浸潤癌の発見時の対応 56

第3章　報告様式

1. ベセスダシステム 61
  1-1　ベセスダ分類の実際 61
  1-2　判定区分 62
  1-3　わが国におけるベセスダシステム導入の経緯 66
2. 結果による取り扱い（精密検査への案内） 67
  2-1　NILM 67
  2-2　扁平上皮系異常 67

2-3　腺系異常 ··· 68
　　2-4　Other malignant neoplasms ··· 69

第4章　精密検査

1. 精密検査とコルポスコピー ·· 73
　　1-1　コルポスコピーの目的 ··· 73
　　1-2　コルポスコピーの所見・分類 ··· 73
　　1-3　コルポスコピーの基本的手技 ··· 73
　　1-4　コルポスコピーの代表的な所見と組織診 ··· 79
2. HPV検査 ··· 83
　　2-1　精密検査におけるHPV検査 ·· 83
　　2-2　HPV検査の種類と特徴 ··· 84

付記資料
　　資料1　仕様書に明記すべき必要最低限の精度管理項目 ·· 89
　　資料2　子宮頸がん検診のためのチェックリスト（検診実施機関用）
　　　　　　－集団検診・個別検診（2017年3月）··· 91
　　資料3　子宮頸がん検診のためのチェックリスト（市区町村用）
　　　　　　－集団検診・個別検診（2016年4月）··· 94
　　資料4　子宮頸がん検診のためのチェックリスト（都道府県用）·· 97

索　引 ··· 102

第1章 子宮頸がん検診における基本的知識

1. 子宮頸がんの疫学
2. がん検診とその精度管理
3. 子宮頸がん検診とその精度管理
4. 女性生殖器の構造

1. 子宮頸がんの疫学

1-1 子宮頸がんの疫学

1）罹患数、罹患率

わが国におけるがん罹患数はがん登録データにより把握されており、最新（2014（平成26）年）の子宮頸がん罹患数は10,490人（がん登録データ合計値（グラフデータベース））である[1]。2014年の年齢階級別の子宮頸がん罹患率は、20歳代から増加し始め、40～44歳でもっとも多く、その後は高齢になるほど少なくなる。

がん罹患数の年次推移については、がん登録データの精度が長期間でよい山形県、福井県および長崎県の3県で1985（昭和60）年以降の年次推移を確認することができる。粗罹患率も年齢調整罹患率も（人口10万対）1985年から2000（平成12）年頃までは緩やかに減少するが、その後2012（平成24）年までは増加している。この年次推移を年齢階級別でみると、50歳未満では1985年以降増加傾向が継続しているが、50歳以上では2000年代後半まで減少していたのが近年また少し増加している（図1-1）。

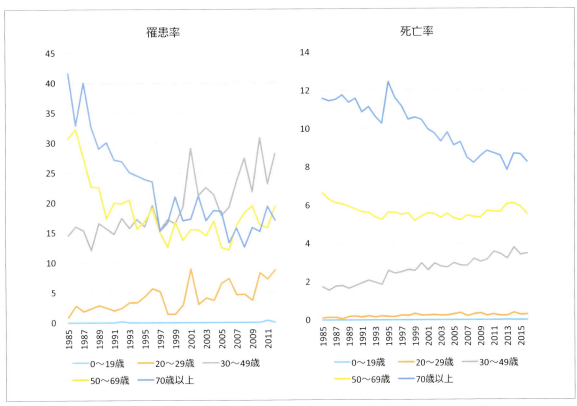

図1-1　子宮頸がんの年齢階級別罹患率・死亡率の年次推移（人口10万対）
（出典：国立研究開発法人国立がん研究センターがん情報サービス「がん登録・統計」）
罹患率は高精度地域がん登録（山形県、福井県、長崎県）の罹患データに基づく

2）死亡数、死亡率

わが国の死亡数は厚生労働省の人口動態統計で公表されている[2]。最新（2016（平成28）年）の子宮頸がん死亡数は2,710人である。2016年の年齢階級別の子宮頸がん死亡率は20歳代後半から増加し始め、50～79歳は同程度であるが、80歳以上では高齢になるほど高い。

がん死亡の1985年から2016年の年次推移をみると、粗罹患率（人口10万対）は継続的に増加傾向にあるが、年齢調整死亡率は、2000年代後半で緩やかな増加傾向はあるものの、ほとんど変化はない。この年次推移を年齢階級別でみると、20歳代ではほとんど変化はないが、30～49歳で増加傾向を示している。50～69歳は1990年代後半から増減は大きくなかったが、2010年以降若干増加傾向がみられ、70歳以上は減少傾向にある（図1-1）。

3）生存率

わが国のがんの生存率はがん登録データより報告されている[3,4]。報告されている値は1993（平成5）年から2008（平成20）年に子宮頸がんと診断された症例の5年相対生存率であり、子宮頸がんと診断された場合に治療でどの程度救えるかを示す指標である。具体的には、診断された人のうち5年後に生存している人の割合が、同年代の5年後に生存している人の割合に比べてどのくらいの確率かを示すものである。つまり、生存率100％とは、がんと診断されても5年後の生存率は、がんと診断されていない人も含んだ同年代の人と同じであることを示す。子宮頸がんの臨床進行度別の5年相対生存率を1993～1996（平成8）年診断症例から2006～2008年診断症例への変化でみ

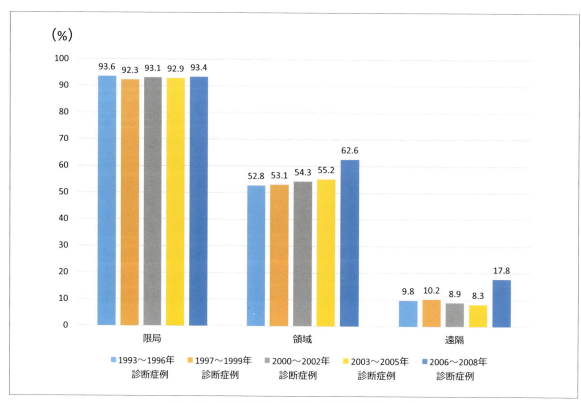

図1-2　子宮頸がん進行度別5年相対生存率
（出典：国立研究開発法人国立がん研究センターがん情報サービス「がん登録・統計」）

ると、子宮頸部に限局している「限局」症例では92〜94％でほとんど変わらない。所属リンパ節転移または隣接臓器浸潤が認められる「領域」症例では52.8％から62.6％、遠隔リンパ節などに転移や浸潤が認められる「遠隔」転移症例では9.8％から17.8％に改善している（図1-2）。

参考文献
1) Hori M, Matsuda T, et al.: Cancer incidence and incidence rates in Japan in 2009: a study of 32 population-based cancer registries for the Monitoring of Cancer Incidence in Japan (MCIJ) project. Jpn J Clin Oncol. 45, 884-891, 2015.
2) 厚生労働省大臣官房統計情報部編：人口動態統計．https://www.mhlw.go.jp/toukei/list/81-1a.html
3) 国立研究開発法人国立がん研究センターがん対策情報センター：全国がん罹患モニタリング集計 2006-2008年生存率報告, 2016.
4) 独立行政法人国立がん研究センターがん研究開発費 地域がん登録精度向上と活用に関する研究 平成22年度報告書．

1-2 扁平上皮系前駆病変とその取り扱い

　子宮頸がんの主たる組織型は扁平上皮癌であり、それに腺癌が続く。子宮頸がんの大部分を占める扁平上皮癌については、その自然史が明らかになっている。すなわち、子宮頸部扁平上皮癌には子宮頸部上皮内腫瘍（cervical intraepithelial neoplasia：CIN）と呼ばれる前駆病変が存在する。扁平上皮癌の発生には、ヒトパピローマウイルス（human papillomavirus：HPV）のなかでも、ハイリスク型のHPV感染が関与する。ハイリスクHPVの感染は一過性の場合もあるが、持続感染が生じるとCINを経て5〜10年以上かけて浸潤癌が発症することが知られている[6]。CINにはグレード1、2、3があり、グレードが上がるほどがんに近づき、CIN3がさらに進展すると子宮頸部扁平上皮癌（浸潤癌）になる。CINのすべてにハイリスクHPVの感染が関与しているとはいえず、グレードが下がるほどハイリスクHPVの検出率は低く、CINはそれぞれ自然に進展したり、持続したり、消退したりすることも知られている。CIN1がCIN3以上に進展する率は12〜16％で、多くのものが自然消失するので、CIN1は婦人科外来でフォローアップを行い原則治療を実施しない[1〜3]。特に30歳未満の若年女性の消退率は90％と報告されている[1,3]。

　CIN2において CIN3以上への進展率は 22〜25％である[3,4]。一方、CIN3が浸潤癌に進展する率は12％以上とも33％程度ともいわれている。わが国ではCIN2 は経過観察すること、CIN3を治療の対象とすることが一般的とされている[5,6]。

　病理診断の際のCIN2とCIN3との明確な分類の困難性や病理医間での再現性の乏しさからWHO分類ではCIN1をLSIL、CIN2およびCIN3をHSILとするとされた。しかしながら、『子宮頸癌取扱い規約第4版』では、病理診断書にはWHO分類にCIN分類も併記することが望ましいと記載され（表1-1）[5]、実際、子宮頸部の前駆病変の取り扱いは、わが国の婦人科臨床でも、国内外のがん検診においても、CIN分類に基づいて行われている。

　また、わが国の産婦人科診療のガイドラインには CIN1、CIN2のフォローアップにHPVタイピングを用いることが採用されている[4]。理由はこれらの前駆病変の進展リスクがHPVのタイプで異なることである。わが国の主要論文のメタアナリシスの結果では、HPV16、18、31、35、52、58型において進展リスクが高いと推定された[7]。また、わが国で行われた前向きコホート研究（JHACCスタディ）では、CIN1、CIN2の570人をフォローアップした結果[3]、8タイプ（HPV16、

18、31、33、35、45、52、58型）陽性症例では、有意に自然消失しにくく、かつCIN3以上の病変へ進展しやすかった。CIN2が5年以内にCIN3に進展するリスクは8タイプ陽性例では40.5%であるが、それ以外の症例では8.3%にすぎなかった。また、CIN1においても、それぞれ16%、3%だった。他にも同様の報告がある[8]。

なお、扁平上皮系病変は浸潤癌のみならず、前駆病変であるCINも無症状者を対象とした子宮頸がん検診が検出に結びつくことが期待されており、診断は病理組織診断で行う。

1-3 腺系前駆病変とその取り扱い

子宮頸がんの組織型で扁平上皮癌に次いで多いのが腺癌であり、発症にHPVの持続感染が関与することや、上皮内腺癌（endocervical adenocarcinoma in situ：AIS）と呼ばれる前駆病変が存在することが知られている。子宮頸部腺癌のなかにはHPVの関連しない胃型腺癌などの存在も知られている。AISの場合、CINとは異なりグレードは存在しない。また、経過観察をすることはなく、ただちに治療の適応になる。

腺系病変、特に前駆病変であるAISでは無症状者を対象とした子宮頸がん検診での検出が困難な場合があり、現時点では限界が指摘されている。診断は病理組織診断で行う。

子宮頸がんにおけるHPV型の分布には地域差があるが、世界的にみてもHPV16、18型がもっとも多く検出される。わが国における大規模コホート研究でもHPV16、18型がもっとも多く、以下HPV52、58、33、31型の順であった[9]。また、全年代におけるHPV16、18型の検出率は約70%であるが、20歳代で90.0%、30歳代で75.9%と若年症例では高率である[10]。

参考文献
1) Moscicki AB, Shiboski S, et al.: Regression of low-grade squamous intra-epithelial lesions in young woman. Lancet. 364, 1678-1683, 2004.
2) Schiecht NF, Platt RW, et al.: Human papillomavirus infection and time to progression and regression

表1-1　扁平上皮癌の前駆病変の分類
（『子宮頸癌取扱い規約 病理編 第4版[5]』（2017年）より抜粋）

	軽度異形成	中等度異形成	高度異形成	上皮内癌	異形成／上皮内癌分類
	CIN 1	CIN 2	CIN 3		CIN分類
コンジローマ	CIN 1	CIN 2	CIN 3		コンジローマ／CIN分類
CIN 1		CIN 2	CIN 3		『子宮頸癌取扱い規約 第2版』（1997年）、『同 第3版』（2012年）
LSIL（細胞診）		HSIL（細胞診）			ベセスダ分類（1989年）
LSIL（組織診）		HSIL（組織診）			WHO分類（2014年）（HSIL／CIN2またはHSIL／CIN3など併記方式）

of cervical intraepithelial neoplasia. J Natl Cancer Inst. 95, 1336-1343, 2003.
3) Matsumoto K, Oki A, et al.: Predicting the progression of cervical precursor lesions by human papillomavirus genotyping: a prospective cohort study. Int J Cancer. 128, 2898-2910, 2011.
4) 日本産科婦人科学会・日本産婦人科医会 編集・監修: 産婦人科診療ガイドライン 婦人科外来編, 日本産科婦人科学会事務局, 2017.
5) 日本産科婦人科学会・日本病理学会 編: 子宮頸癌取扱い規約 病理編 第4版, 金原出版, 2017.
6) Schiffman M, Castle PE, et al.: Human Papillomavirus and cervical cancer. Lancet. 370, 890-897, 2007.
7) Miura S, Matsumoto K, et al.: Do we need a different strategy for HPV screening and vaccination in East Asia? Int J Cancer. 119, 2713-2715, 2006.
8) Hosaka M, Fujita H, et al.: Incidence risk of cervical intraepithelial neoplasia 3 or more severe lesions is a function of human papillomavirus genotypes and severity of cytological and histological abnormalities in adult Japanese women. Int J Cancer. 132, 327-334, 2013.
9) Matsumoto K, Yoshikawa H: Human papillomavirus infection and the risk of cervical cancer in Japan. J Obstet Gynaecol Res, 7-17, 2013.
10) Onuki M, Matsumoto K, et al.: Human papillomavirus infections among Japanese women: age-related prevalence and type-specific risk for cervical cancer. Cancer Sci. 100, 1312-1316, 2009.

2. がん検診とその精度管理

2-1 がん検診とは

　がん検診とは、無症状で当該疾患の既往がない健常者を対象に、スクリーニング検査を行い、要精密検査と判定された人に対して精密検査や追跡管理を行い、がんを早期に発見し、治療によって死亡率減少を目指す一連の事業を指す。したがって、早期発見の手法があり、早期がんに対する治療法が確立しているがん種のみが検診の対象となり、検診の対象となる集団の死亡率減少効果が最大の利益である。

　スクリーニング検査では、がんでないものを陽性とする偽陽性や、がんであってもそれを検出できない偽陰性が一定割合で発生することが知られている。また、検診に伴う合併症や、本来治療する必要のないものが検出されてしまう過剰診断などの不利益も一定割合で発生する。すなわち、がん検診には利益と不利益とがあり、そのバランスをとることが肝要である。そのための手立てには2つのことが求められる。1つ目は適切なスクリーニング手法を選択することであり、2つ目は適切にがん検診事業を実施することである。前者をアセスメントと呼び、後者をマネジメントと呼び、両輪のようにどちらが欠けてもならない。また、両者とも実施方法に規定がある。

　がん検診のアセスメントについては、その検診手法の有効性を示すことが第一であり、また当該国や地域での実効性の可否が考慮される。有効性評価には通常、対象集団における対象がんの死亡率減少効果が用いられる。すなわち、がん検診の効果とは、いかに多くのがんを発見するか（がん発見率）ではなく、がんを発見したことによりそのがんによる死亡率を減少させる効果があるかど

うかが判断の基準となる。がん検診が、当該がんの死亡率を減少させる効果があることを検証するためのもっとも信頼性が高い研究方法は、無作為化比較対照試験（randomized controlled trial：RCT）である。RCTは、検診を行う群と行わない群を無作為に割付けし、当該がんによる死亡が行わない群で減少するかどうかを長期間にわたって追跡して検証する。同じくがん検診の効果を判定する研究方法としてRCTのほか、コホート研究や症例対照研究などの科学的検証方法があり、複数のこれらの研究結果を統合してがん検診の効果が検討される場合もある。

マネジメントは「精度管理」とも訳され、実際に運用している対象集団でのデータをモニタリングして目標と実情の差を把握し、改善を実施する。したがって、そのなかには利益、不利益に関連するデータの把握も含まれるべきである。

このように、がん検診の効果やさまざまな評価は、実施対象となる集団があってはじめて得られるものであり、がん検診は対象を規定して実施すべきものである。ところが、わが国では人間ドックなどで個人の希望者に対して任意でスクリーニングの機会を提供している場合もあり、これら2つを区別して、前者を対策型検診、後者を任意型検診と呼んでいる（表1-2）。

対策型検診は、公共的な予防対策として、地域住民など特定の集団を対象としており、自治体が実施する子宮頸がん検診はこれに該当する。対策型検診の目的は、「対象集団全体のがんの死亡率を減少させること」にある。このため、対象となる人々が公平に利益を受けるためには、有効性の確立したがん検診が選択される。したがって、対策型検診は、「死亡率減少効果が科学的に証明されていること」、「不利益を可能なかぎり最小化すること」が原則となる。一方、任意型検診は、人間ドックなどの医療機関で任意で利用可能な医療サービスであり、さまざまな検査方法を行うことが容認されている状況である。そのなかには、がん検診として有効性の確立していない検査方法が含まれる場合もある。しかし、受診者がその検診方法を受けることについての情報を十分に理解したうえで自分の意思にあわせて検査方法を選択できる。したがって、十分な説明と同意のうえで行う必要がある。がん検診の提供者は、対策型検診で推奨されていない検査方法を用いる場合には、死亡率減少効果が証明されていないこと、および当該検査による不利益について十分説明する必要

表1-2　対策型検診 と 任意型検診

検診方法	対策型検診	任意型検診
目　的	対象集団全体の死亡率を下げる	個人の死亡リスクを下げる
概　要	予防対策として行われる公共的な医療サービス	医療機関・検診機関などが任意で提供する医療サービス
検診対象者	構成員の全員 （一定の年齢範囲の住民など）	定義されない（個人の希望者）
受診勧奨	あり	なし
検診費用	公的資金を使用	全額自己負担
利益と不利益	かぎられた資源のなかで、利益と不利益のバランスを考慮し、集団にとっての利益を最大化	個人のレベルで、利益と不利益のバランスを判断
例	・市区町村の行う集団検診・個別検診 ・職域検診	人間ドック

があるとされている。

　かねてよりわが国では、労働安全衛生法第66条に規定される定期健康診断などの際に、がん検診を職域で受診する機会を提供する場合が散見されてきた。主なものとして胸部X線による肺がん検査や便潜血による大腸がん検査、バリウム検査による胃がん検査などがある。しかし、労働による疾病発生の予防を目指す労働安全衛生法の趣旨とは異なり、がん検診に関して事業主に実施義務はなく、また労働者に受診義務もない。実際、職域におけるがん検診では、実施主体が保険者であったり、事業主であったりと一定せず、また検診項目や検査方法、要精密検査の判定を決定するのも保険者、事業主、または検査を委託された検診機関などで一定していない。さらには、検診対象者が労働者のみならず、被保険者など労働者以外を含んでいたり、あるいは対象者が設定されずに実施主体も定まらず、福利厚生の一環として希望者が任意で受診する場合もある。このように、職域で提供されるがん検診の状態は多岐にわたり、混乱しているのが現状である。対象者選定がなされる、がん対策基本計画で職域検診とされ、本来は対策型検診とすべき集団への検診に対しても、検診方法はさまざまで精度管理や受診率対策などはほとんど実施されていない状況にある。また、対象者を特定しないかたちで職域から提供されるがん検診については、さらに精度管理が行われない状況になっている。

　しかし、多くの国民が受診していると推察される職域から提供されるがん検診は、わが国のがん対策に対して大きく影響を及ぼしており、非常に重要な役割を担うことが期待されている。そのため、厚生労働省は『職域におけるがん検診に関するマニュアル』[1]を作成してその目的が死亡率減少等であることを明記し、職域におけるがん検診の実施に関し参考となる事項を示している。詳細はマニュアルを参照していただきたいが、そのなかでがん検診の対象者・受診間隔・検診項目、精度管理のすべてが地域保健・健康増進事業による地域住民検診の内容をそのまま記載されており、職域で提供されるがん検診においても対策型検診としてのレベルで実施することが望ましいとされている。このように、職域におけるがん検診に関しても精度管理体制の整備が、わが国全体に効果的ながん検診を提供する観点から必要である。

2-2　がん検診における精度管理

　がん検診には、がん死亡を減少させるなどの利益と、偽陰性、偽陽性や過剰診断などの不利益があるが、がん検診の精度管理とは、利益から不利益を差し引いた効果を最大にするためのシステムといえる。精度管理にはがん検診とそれに紐づくデータが必要であるため、対象者の情報を集約可能な対策型検診では実施できるが、任意型検診では困難である。がん検診の精度管理に関する基本的な考え方は、2008（平成20）年の『今後の我が国におけるがん検診事業評価の在り方について報告書』[2]（以後、「報告書」とする）において、
　①目標と標準の設定
　②質と達成度のモニタリング・分析
　③改善に向けた取り組み
の3つの段階を繰り返すことが示されており（図1-3）、このために都道府県、市区町村、検診実施機関などの役割を明確化して、実行することとしている。

目標と標準の設定については、精度管理のための評価指標として、「技術・体制指標」、「プロセス指標」、「アウトカム指標」が示されている（表1-3）。アウトカム指標はがん死亡率で示されるが、評価に時間がかかるため、短期的には技術・体制指標およびプロセス指標で評価する。技術・体制指標は、がん検診にかかわる組織（都道府県・市区町村・検診実施機関）が最低限整備するべき指標であり、『事業評価のためのチェックリスト』（以後、「チェックリスト」とする）として公表されている。また、検診の各行程が適切に行われているか評価する指標としてプロセス指標があり（表1-4）、がん検診受診率、要精検率、精検受診率、陽性反応的中度、がん発見率などを用いて評価する。

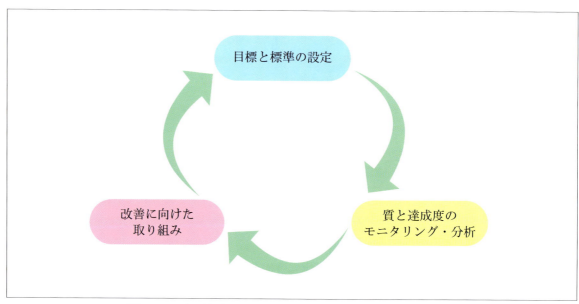

図1-3　がん検診精度管理・事業評価推進のための3段階

表1-3　精度管理のための評価指標と具体例

指　標	具体例
技術・体制指標	検診実施機関の体制確保（設備、医師・看護師・放射線技師など）
	実施手順の確立（標準的撮影法、二重読影など）
プロセス指標	がん検診受診率、要精検率、精検受診率、陽性反応的中度、がん発見率
アウトカム指標	がん死亡率

表1-4　がん検診のプロセス指標

がん検診受診率	対象集団のうち、スクリーニング検査を受診した者の割合
要精検率	がん検診受診者のうち、精密検査が必要と判断された者の割合
精検受診率	要精検者のうち、精密検査を受けた者の割合
陽性反応的中度	要精検者のうち、がんが発見された者の割合
がん発見率	がん検診受診者のうち、がんが発見された者の割合

質と達成度のモニタリング・分析については、チェックリストの遵守率やプロセス指標を定期的に把握・評価する仕組みが必要となる。改善に向けた取り組みについては、がん検診の実施状況の情報提供を各組織が行い、ボトムアップや好事例の共有などにより全体的な質の向上や、目標の再設定に活用することが望まれる。

参考文献
1) 職域におけるがん検診に関するマニュアル, 厚生労働省, 平成30年3月.
　 https://www.mhlw.go.jp/stf/shingi2/0000200734.html
2) 今後の我が国におけるがん検診事業評価の在り方について 報告書, 厚生労働省, 平成20年3月.
　 https://www.mhlw.go.jp/shingi/2008/03/s0301-4.html

3. 子宮頸がん検診とその精度管理

3-1 子宮頸がん検診とは

　子宮頸がんはその自然史が明らかで、前駆病変の検出と治療が可能である。そして、子宮頸がん検診では、浸潤癌の早期発見・治療のみならず、がんに結びつく前駆病変を検出して追跡管理し、適切に症例を選んで、適切なときに適切な治療を提供することによって、死亡率とともに浸潤癌罹患の減少をも目論むものである。

　子宮頸部擦過細胞診は、従来法（直接塗抹法）において死亡率減少効果が示され、有効な検診手法と評価されている。また、多くの研究で従来法では死亡率減少とともに、浸潤癌の罹患率減少効果も示され、子宮頸がん検診は、がん検診のなかでは例外的に罹患率減少効果も有効性評価の指標とみなされるようになった。子宮摘出を要する浸潤癌罹患を減少させることでの出生率や妊孕性への影響に思いを巡らせる者もいるが、これらを測定、評価することは現実的にはできず、したがって議論できない。一方、浸潤癌罹患率減少効果自体が子宮頸がん検診の有効性の指標であることはすでにコンセンサスが得られている。

　今日、わが国における子宮頸がん検診は、子宮頸部擦過細胞診で行われている。これは、わが国で2009（平成21）年に発表された『有効性に基づく子宮頸がん検診ガイドライン』で、子宮頸がん死亡率減少効果を示す相応な証拠があるとされ、推奨されているからである。2018（平成30）年にその原案が公表された『子宮頸がん検診ガイドライン（2018年度版ドラフト）』では、HPV検査を含む検診方法も推奨される方向性である。

　子宮頸がん検診における子宮頸部擦過細胞診では、受診者の細胞採取自体に対するリスクや苦痛を不利益とまでは取り扱われてこなかった経緯がある。しかし、近年、十分な説明を受けずに受診した若年者からの疼痛や苦痛の訴えが問題視されていることも事実であり、また検診結果が陽性で

あったものの心理的・精神的不安が不利益とされている。子宮頸がん検診の不利益には、過剰診断があげられる。子宮頸がんのように前駆病変に治療を拡大している疾患では、前駆病変（CIN）の自然退縮率が高い場合、前駆病変の診断・治療の一部は過剰診断に該当するとされている。

　また、子宮頸部円錐切除術はその後の妊娠関連の不利益（早産など）が報告され、さらに子宮頸部円錐切除術やループ式電気切除術（loop electrosurgical excision procedure：LEEP）による治療などが不十分な場合は、適切な治療を行った場合に比較して再発や浸潤癌へ進行する割合が高いことも報告されている。

　わが国の対策型検診の現状としては、子宮頸部擦過細胞診による子宮頸がん検診が、1983（昭和58）年の老人保健法の施行以降実施され、現在では健康増進事業の枠組みで行われ、毎年400万人以上が受診している。実際の健康増進事業の実施主体は、自治体である市区町村で、対象者は20歳以上の地域住民の女性、検診間隔は2年に1回となっている。また、がん検診の結果の集計および報告は、市区町村が主体となり、都道府県を通じて厚生労働省に報告し、地域保健・健康増進事業報告として公表され、精度管理に用いられている。本報告を用いた精度管理については次項で概説する。

参考文献
1) 有効性評価に基づく子宮頸がんガイドライン，2009年10月31日．
2) がん予防重点健康教育およびがん検診実施のための指針
   http://www.mhlw.go.jp/file/06-Seisakujouhou-10900000-Kenkoukyoku/0000111662.pdf
3) 国立がん研究センターがん情報サービス がん検診について
   https://ganjoho.jp/med_pro/pre_scr/screening/screening.html

3-2　子宮頸がん検診における精度管理

　精度管理のための評価指標には、技術・体制的指標（検診実施機関の体制確保、実施手順の確立）、プロセス指標（がん検診受診率、要精検率、精検未受診率、精検未把握率、がん発見率、陽性反応的中度）、アウトカム指標（がん死亡率）があることは前述のとおりであり、対策型検診として実施している地域住民に対する健康増進事業での子宮頸部擦過細胞診による子宮頸がん検診には、これらがすべて該当する。一方、同じ子宮頸部擦過細胞診による検診であっても、任意型検診ではこれらの精度管理体制は構築されておらず、職域検診でもこれまで規定がなかった。また、他の検査手法を用いる場合も精度管理体制が構築されていない。したがって、以降は健康増進事業での子宮頸がん検診の精度管理について記載する。

　技術・体制は指標として、子宮頸がん検診においては他のがん種と同様に検診実施機関が仕様書に明記すべき必要最低限の精度管理項目が定められ（資料1、巻末に掲載）、同時に検診機関が行う検査の精度管理としては、検診項目、問診、視診、検体採取、細胞診判定、検診対象者への説明がそれぞれ定められてチェックリストに記載されている。チェックリストには、プロセス指標算出のためのデータ収集に結びつくシステムとしての精度管理や検診機関自体の事業評価に関する検討も含まれているので、『自治体担当者のためのがん検診精度管理マニュアル』[1]を参照されたい。

　また、市区町村用、都道府県用にもチェックリストがそれぞれあり（資料2～4、巻末に掲載）、プロセス指標算出のためのデータ収集と解析、結果に基づいた指導や改善の実施について点検する仕組みになっている。

表1-5 子宮頸がん検診のプロセス指標

(『自治体担当者のためのがん検診精度管理マニュアル』第2版より抜粋)

プロセス指標	各指標の意味	数値目標 許容値	数値目標 目標値	各指標値の評価
受診率	検診を受けるべき対象者が、実際に検診を受けたかを測る指標[受診者数／対象者数×100]	―	50%以上	高いことが望ましい
要精検率	検診において、精密検査の対象者が適切に絞られているかを測る指標[要精検者数／受診者数×100]	1.4%以下[*1]	―	対象集団に応じて適切な範囲があり、極端な高値、あるいは低値の場合はさらに検討が必要
精検受診率	要精検者が実際に精密検査を受診したかを測る指標[精検受診者数／要精検者数×100]	70%以上	90%以上	高いことが望ましい(精検受診率が100%近くなければ、癌発見率や陽性反応的中度を適切に評価できない)
精検未受診率	要精検者が実際に精密検査を受診したかを測る指標[未受診者数／要精検者数×100]	20%以下	5%以下	低いことが望ましい(精検受診率が100%近くなければ、癌発見率や陽性反応的中度を適切に評価できない)
精検未把握率	精検受診の有無や精検結果が、適切に把握されたかを測る指標[未把握者数／要精検者数×100]	10%以下	5%以下	低いことが望ましい(精検受診の有無や結果がほぼ100%把握できなければ、精検受診率、未受診率、癌発見率、陽性反応的中度を適切に評価できない)
癌発見率	その検診において、適正な精度で癌を発見できたかを測る指標[癌であった者／受診者数×100]	0.05%以上[*2]	―	基本的に高いことが望ましいが、極端に高値、あるいは低値の場合はさらに検討が必要
陽性反応的中度	その検診において、効率よく癌が発見されたを測る指標(検診の精度を測る指標)癌であった者／要精検者数×100]	4.0%以上[*2]		基本的に高いことが望ましいが、極端に高値、あるいは低値の場合はさらに検討が必要

[*1] 子宮頸がん検診の要精検率は近年増加傾向にあり、国の許容値を満たしていない都道府県が増えている。要精検率増加の一因として、国の補助事業である無料クーポン券導入(2009年)の影響が考えられる。無料クーポン券の対象者は原則、初めて受診する人で、この事業の開始後に若年の受診者が増えていることがわかっている。このことから、近年罹患率の高い集団が多く受診するようになり、その結果、要精検受診率が増加傾向にあることが考えられる。ただし、要精検率増加の原因はいまだ明確に特定されておらず、今後の検討課題である。今後検討結果を踏まえて国の許容値の見直しが行われる予定である。

[*2] 「地域保健・健康増進事業報告」の様式が改訂され、平成25年度までの報告では「上皮内癌」として「癌であった者」に計上されていたものが、平成26年度以降の報告では「CIN3」として計上されるようになった。そのため、以前と比較して癌発見率と陽性反応的中度が減少している。このような背景を踏まえて、今後国の許容値の見直しが行われる見込みである。

プロセス指標は、がん検診受診率、要精検率、精検未受診率、精検未把握率、がん発見率、陽性反応的中度などからなり、それぞれ許容値という目標となる数値が掲げられている（表1-5）。子宮頸がん検診では、上記に加え、細胞診検体の適正・不適正もモニタリングしている。さらに、CIN3やCIN3以上に対する発見率、陽性反応的中度もモニタリングが開始された。もう1つの指標であるアウトカム指標、すなわち死亡率減少をタイムリーに評価することは困難であり、プロセス指標を適切にモニタリングし、検診の質の担保・向上につなげることがもっとも重要である。

プロセス指標の算出は検診実施施設レベル、また市区町村レベル、都道府県レベル、国全体で実施され、そのためのデータ収集や評価の仕方についてチェックリストに記載がある。前述の地域保健・健康増進事業報告では、その目的を、地域住民の健康の保持および増進を目的とした地域の特性に応じた保健施策の展開等を、実施主体である保健所および市区町村ごとに把握し、国および地方公共団体の地域保健施策の効率的・効果的な推進のための基礎資料を得ることとされており、市区町村別、都道府県別、国全体のプロセス指標を算出するためのデータがすべて計上されることになっている。そのため、当該年の前年度実施の検診の事業内容のすべてについて当該年の翌年6月末日に報告する年度報のかたちになっている（2015（平成27）年度報告では、2014（平成26）年度に検診を実施した検診結果、精検結果を含めて2016（平成28）年6月末に報告する）。

実際の健康増進事業報告は、表1-6に示すような形式（2019（平成31）年度報告）となっており、誰でも閲覧可能である（https://www.e-stat.go.jp/stat-search/files?page=1&toukei=00450025&tstat=000001030884）。

本報告では、市区町村が検診結果別の実人員を検診方式（個別検診/集団検診）・年齢階級・検診回数別に計上する。

・このなかで受診者数には、前年度中に子宮頸がん検診を受診した実人員を計上し、細胞診以外による検査（HPV検査等）のみの場合は計上しない。
・細胞診の判定別人数においては、精検不要にはNILMとされた実人数を、要精検（1）にはASC-H、LSIL、HSIL、AGC、AISとされた実人数を、要精検（2）にはSCC、Adenocarcinoma、Otherとされた実人数など計上する。

表1-6 平成31年度地域保健・健康増進事業報告書式

- 要精密検査者数については、前年度中に子宮頸がん検診を受診した者で、細胞診の結果、要精密検査者および判定不能とされた実人員を計上する。
- わが国の事業報告では、検診結果の判定は細胞診単独で行い、ベセスダシステムに基づく。また精密検査は組織診の結果を用いており、前駆病変の区分には扁平上皮内病変（squamous intraepithelial lesion：SIL）の分類ではなくCIN分類を用いている。
- 特に注意すべきこととして、この健康増進報告では、精密検査の結果だけでなく、検診中/検診後および精密検査中/精密検査後の偶発性の有無別人数も計上して報告することとなっている。「重篤な偶発症」とは、入院治療を要するもの（例：組織診検査中の多量出血）とされ、「偶発症による死亡」は、がんの見逃しによるものは除いて計上することになっている。

　なお、現状プロセス指標の許容値・目標値として用いられている数値は、他のがん種とともに見直しが行われている。精検受診率については改善傾向にあり、本来100%であるべきものである。要精検率についてはクーポンの影響や受診者層の変化、ベセスダシステム導入の影響の可能性も考慮され、精度管理の良好な自治体のデータから再度算出することが検討されている。また、要精検率、がん発見率、陽性反応的中度については、CIN分類の導入によってこれまで「がん」に計上されていた上皮内癌（carcinoma in situ：CIS）やAISが前駆病変として計上されることになったため、「がん」の数値が大幅に減少して実情とあわなくなっており、新たにCIN3やCIN3以上の基準値を設定を含めて検討されている。

参考文献
1) 職域におけるがん検診に関するマニュアル，厚生労働省，平成30年3月．
　 https://www.mhlw.go.jp/stf/shingi2/0000200734.html
2) 自治体担当者のためのがん検診精度管理マニュアル 第2版，国立がん研究センターがん対策情報センター　平成30年3月30日．

4. 女性生殖器の構造

　女性生殖器は、内性器（子宮、卵巣、卵管、腟）と外性器（外陰）に分かれており、卵巣と卵管はあわせて子宮付属器と称される（図1-4）。

4-1　子　宮

　子宮内膜に着床した受精卵を発育させ、胎児を育む器官である。また、子宮内膜の周期的剥脱により、月経が起こる。
　子宮の前方には膀胱が、後方には直腸が存在する。子宮と直腸の間隙は、ダグラス窩と呼ばれる。成熟女性での子宮の大きさは、鶏卵大である。

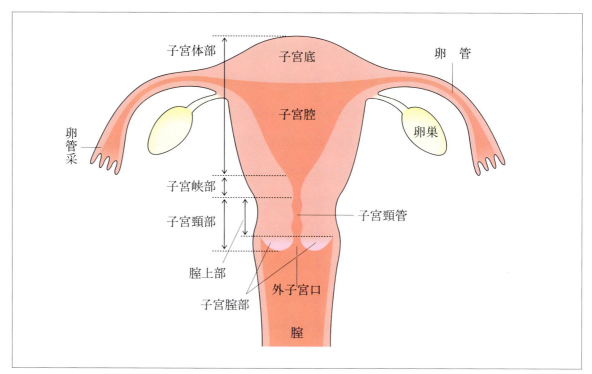

図1-4　子宮、卵巣、卵管、腟の構造

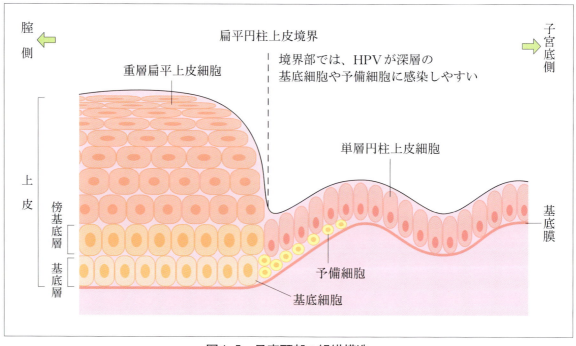

図1-5　子宮頸部の組織構造

1) 子宮体部
　子宮の上部2/3の部分で、内側より子宮内膜、筋層、漿膜で構成される。内腔は子宮腔と呼ばれる。
2) 子宮頸部（図1-4）
　子宮の下部1/3の部分であり、上側は腟上部、下側は子宮腟部と呼ばれる。内腔は子宮頸管、その下端は外子宮口である。
3) 子宮峡部
　子宮体部から頸部に移行する狭い領域である。

4-2　卵　巣

　卵子の生成・排卵を行う器官であり、性ステロイドホルモンを分泌する。通常は、親指頭大の大きさである。

4-3　卵　管

　卵子の輸送や受精の場となる器官である。内側では子宮腔に開口し、外側では卵管采として腹腔内に開口する。

4-4　腟

　子宮と外陰を連結する器官であり、腟粘膜は重層扁平上皮で構成される。

4-5　子宮頸部の組織構築

　子宮頸部の表面を被覆する上皮細胞には、2種類が存在する。頸部に存在する重層扁平上皮細胞と、それに続いて子宮体部よりに存在する単層円柱上皮細胞（腺細胞）である。両者の移行部分は、扁平円柱上皮境界（squamocolumnar junction：SCJ）とされ、肉眼的には移行帯と呼ばれる（図1-5）。
　SCJでは、基底膜上に予備細胞、その上面に円柱上皮細胞が存在するが、円柱上皮細胞は腟側に向かうとともに消失し、腺細胞または扁平上皮化生細胞の下に予備細胞が増生する。予備細胞は円柱上皮細胞、扁平上皮細胞、いずれにも分化・化生する能力がある。子宮頸がんは主にSCJ付近から発生するとされる。

第2章 子宮頸がん検診の実際

1. 対象者
2. 受診者への説明
3. 受診者への案内・声かけ・注意点（環境）
4. 看護師との共同作業
5. 問　診
6. 細胞採取時期の適否、妊婦の検診の注意点
7. 内診台使用時の注意点
8. 外陰部の構造と疾患
9. 採取器具とその特性
10. 子宮腟部の露出（腟鏡の使い方）
11. 腟、子宮腟部の視診と疾患
12. 細胞採取
13. 採取検体の処理と手技
14. 検体管理
15. 採取時の出血への対応
16. 明らかな肉眼的浸潤癌発見時の対応

1. 対象者

　対策型検診は、対象集団の死亡率の減少を目的として公共的な対策として行われる。検診対象者は地域住民など特定の集団であり、健常者を対象とし、無症状であることが原則で、有症状者や診療の対象になる人は含まれない。わが国の地域住民検診は対策型検診であり、20歳以上の女性の2年に1回を受診の対象（前年度検診未受診者）としている。現在のところわが国では検診終了年齢は設定されていないが、将来的には設定すべきとされている。また、毎年の検診は行ってはならない。

　任意型検診では対象者や検診間隔の設定がなく、受診者が自身の死亡率減少などの利益および不利益などを理解したうえで、受診すべきか否かを受診者自身で意思決定する必要がある。そこで任意型検診を実施する場合には、受診者一人ひとりに、対象とすべき年齢や間隔、子宮頸がん検診の利益、不利益、限界などについて説明し、理解、同意を得た人を検診実施対象とする。

　なお、企業などが提供する子宮頸がん検診は、従業員や被保険者などに機会が提供されてはいても、希望者に経費補助を行うのみの場合や、対象集団が明確でなかったり、結果が把握されていないなど、対策型検診ではなかったり、判断しかねる場合がある。事前の検診実施主体への確認が必要な場合や、任意型検診として対応する場合もあり得る。2018（平成30）年3月に厚生労働省健康局より『職域におけるがん検診に関するマニュアル』がまとめられた。対象者はおおむね地域住民検診に準じたものとなっている。

2. 受診者への説明

　地域住民に対する対策型検診では、検診の際に最低限説明すべき内容が規定されている（図2-1）。これらの内容は口頭のみならず、文書で受診者に説明する必要がある。対策型検診ではすべての検診実施機関（検体採取機関）に求められており、検診実施機関の質の評価を行うためのチェックリストのなかの第1番目にあげられている重要な項目であり、これすら実現できない機関は質の高い施設とはいえない。

　一方、任意型検診は精度管理体制が対策型検診のように確立されていない現状にあるが、受診者への説明と理解、同意が必要であることから、対策型検診での説明項目を参考にして、最低限それらを含めた説明ができるように準備する。

　また、対策型検診の場合でも任意型検診の場合でも、受診者からの質問に回答できるよう、細胞採取に携わる医師は十分な知識を有するべきであり、回答不能な事態ではそれをサポートできる産婦人科の医師を確保するなどの体制を準備しておく必要があるだろう。本書はその一助となり得るよう作成されている。

　検査結果は「精密検査不要」、「要精密検査」のいずれかであることを事前に明確に伝える。細

胞診に異常があった場合、すなわち陰性（negative for intraepithelial lesion or malignancy：NILM）以外は、すべて「要精密検査」であり、「経過観察」や「再検査」などという表現を用いない。このような表現を用いると、受診者は「異常はない」、「精密検査は不要である」と誤解して、精密検査未受診が発生し得る。

なお、「再検査」は検体不適正で、検査をやり直す必要があるときに用いる用語である。

要精密検査となった場合には、必ず精密検査を受ける必要があることを明確に説明することは、精検受診率向上に影響するので特に重要である。受診者は、細胞診で子宮頸がんの有無が確定できると誤解している場合があるので、そうではないことを補足すると精密検査の必要性を納得されやすい。また、視診、内診などで判明した子宮頸管ポリープ、子宮筋腫や卵巣嚢腫などのために、子宮頸部擦過細胞診結果、子宮頸がん検診結果を「要精密検査」とすることがあってはならず、これらがあった場合、子宮頸がん検診の結果とは別の項目であることを説明し、受診者が混乱しないように配慮する。

検診は無症状者を対象とすることから、症状がある場合は医療機関を受診する必要があることを説明する。なかでも不正性器出血は子宮体がんの症状の場合があり、子宮体がんの診断には子宮内膜の検索が必要であること、子宮頸部擦過細胞診では対応できないことを説明する。また、子宮全摘出手術後の場合、物理的に子宮頸部擦過細胞診は実施できず、したがって子宮頸がんの死亡や罹患を減少させることを目的とした子宮頸がん検診はできないことを説明する。

なお、本人からの子宮摘出後との申し出がある場合でも、子宮頸部のみを残した腟上部切断術が施行されている場合があることから、不確実な場合は視診などで確認をする。

さらに、CINなどの治療後の追跡管理中や有病者の場合には、検診ではなく診療で検査を受けて判断を仰ぐことが必要であることを説明する。その理由は、無症状の健常者を対象とする子宮頸がん検診では有病者に対して適切に対応する判定区分がないためであり、また、有病者に対しては細胞診単独の検査が適切でない場合もあり、安易に実施した検診によって受診者が適切な医療を受ける機会を逸することを防ぐためでもある。このような検診対象外の有病者を検診対象者に含めてしまった場合、その施設や地域における要精検率が想定外に高くなるなど精度管理状況が悪化する。

精密検査の方法は具体的に説明する必要があり、精密検査が実施できる機関はかぎられていることから、精密検査受診率向上のために、検診に精密検査が実施できる機関の一覧を配布するなどの説明の工夫も可能である。また、現在わが国では、細胞診、意義不明な異型扁平上皮細胞（atypical squamous cells of undetermined significance：ASC-US）の場合は、コルポスコープ下での狙い組織診以外に、ハイリスクHPV検査によるトリアージや6か月ごとの細胞診を繰り返して追跡管理することも精密検査の実施として認められていることから、それらも精密検査の一環であることを説明しておく。

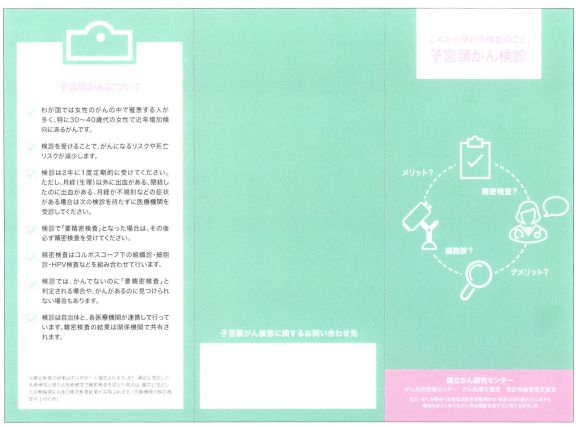
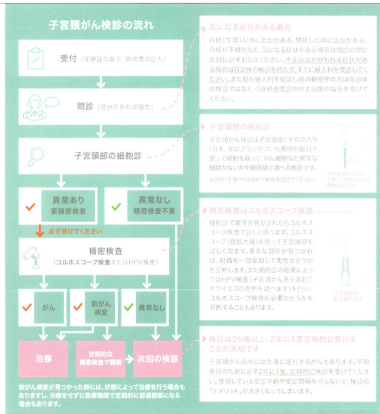

図2-1　国立がん研究センターがん対策情報センターホームページ「がん検診受診者への説明資料」
https://www.ncc.go.jp/jp/cis/index.html

3. 受診者への案内・声かけ・注意点（環境）

　婦人科診察では、受診者と医師の2人だけでの診察を避けるようにされている。これは医師が女性の場合にもあてはまるとされており、受診者の不安を軽減し、また不要のトラブル発生を防ぐ目的がある。子宮頸部細胞採取の際も婦人科診察に該当すると考えられるので2人だけにならない環境、人員の確保が必要である。
　また、性交経験のない女性に対する細胞採取には十分な説明と同意が求められる。現在では子宮頸がんの発症のほとんどにHPVの感染が関与していることが判明しており、性交経験のない女性に対する子宮頸部擦過細胞診の有益性を示す根拠はない。さらに、腟鏡の挿入などで疼痛や出血が認められるため、事前の説明や同意のない状態での子宮頸部からの細胞採取を受けた女性が驚き、トラブルにも発展し得るので、問診の段階で確認が必要である。
　採取した細胞は直接スライドガラスに塗抹したり、液状化検体として細胞を回収するが、その際には、検体が本人のものであることを確認することは特に重要である。検体取り違えを防ぐためには細胞採取の際に氏名、生年月日などの2つ以上の本人確認項目を本人にいってもらって確認するなどの万全の対策を講じる。
　細胞診判定のための十分な細胞量を確保するために、子宮頸部からの細胞採取は原則、ヘラやブラシで行うが、検査による出血は避けられない場合がほとんどであるため、受診者の不安を軽減するためには出血し得ることを事前に伝えることが望ましい。また、特に年齢の高い者では腟鏡の挿入などの操作によって検査中、検査後も疼痛を訴える場合があるので、その可能性についても言及しておく。

4. 看護師との共同作業

4-1　準備・環境整備

　受診者には事前に排尿を促し、膀胱に尿がたまっていない状態で検査を受けるほうが好ましいことを伝える。医師と看護師とで、事前に腟鏡は少なくとも3種類のサイズ程度をそろえておく。
　内診台や臀部の下の防水シートに汚れがないかをチェックする。
　下半身を覆うタオルを使用する場合には、受診者ごとにタオルを交換する。
　受診者の氏名やIDと検体ラベルに間違いがないか、受診者と医療従事者でダブルチェックする。

4-2　内診台での細胞採取と内診

　内診台へ案内し、腟鏡をかける前にプライバシーに配慮をしつつ緊張をとるような会話を心がける。カーテンを使用する場合には、感染予防のためにカーテンが身体にかからないように配慮する。緊張が強く腟鏡をかけた際に子宮腟部の展開が困難な場合は、「ゆっくり深く息を吐いてください」などの声かけをして、下腹部の緊張をゆるめてもらい、十分な開脚を促す。頻回の呼吸で過呼吸発作を起こす場合もあり、注意が必要である。緊張がとれても子宮腟部の展開ができない場合には、さらなる声かけをしつつ、小さいサイズの腟鏡にかえるなど、適切に細胞採取ができるようにする。医師による内診の際も、極力緊張をとるように声かけを行う。

4-3　検診終了後

　受診者の状態を観察し、痛みや出血、気分不快がないかなどをチェックする。痛みを訴えた場合、退室時に増強していないか確認する。子宮腟部擦過による出血がある場合、多量でなければ数日で止血し問題がないことや、入浴しても大丈夫であることを伝え、生理用ナプキンの使用を促す。出血が多くタンポンやガーゼによる止血処置等が必要となった場合は、抜去の時間を指示し、もし多量の出血が続く場合の連絡方法などを確認する。夜間の対応ができない検診センターなどの施設での検診の場合は、救急対応が可能な施設についての情報をあらかじめ受診者に知らせておく。翌日まで待機できる程度の出血でも不安が強い場合は、翌日の連絡先を伝え担当者の指示を受けるように説明する。

5. 問　診

　問診票で確認すべき事項を、公益財団法人 神奈川県予防医学協会で実際に使用している用紙を参考として改変したもの（図2-2）を記載する。必要があれば性交の有無、既往歴、HPVワクチン接種歴についても別途確認する。また、明らかに不正性器出血がある受診者には、今回の検診結果に異常がなくても、産婦人科を保険診療で受診する必要があることを伝える。
　性交経験がない受診者には、不完全な性交の有無も確認する。子宮頸がん検診のメリット（性交経験がなくても発症する子宮頸がんがきわめてまれにはあり、検診で発見される可能性があること、子宮頸がんのほとんどは性交によるHPV感染によるものであるが不完全な性交や手指を介しての感染もまれにはあること）と、デメリット（処女膜を損傷することによる出血の可能性があり、多量の出血の場合、検診施設では処置が行えない場合があること、処女性についての精神的影響など）を説明し、検診を受けるかどうかを選択してもらうことは重要である。

6. 細胞採取時期の適否、妊婦の検診の注意点

　検診における子宮頸部擦過細胞診では、月経中を避けて細胞採取することが望ましい。もしどうしてもスケジュールの都合などで、月経中の細胞採取を検診受診者が希望される場合は、結果が不正確になるリスクがあることを伝え、その旨を本人に伝えたことを記録として残しておく。また、腟炎や子宮頸管炎の明らかな所見があるときは、検診では詳細は診断できないことや細胞診判定が困難な場合もあることを本人に伝える必要がある。

　若い女性の子宮頸がん検診受診率が著しく低い日本においては、妊娠を契機に産婦人科を受診する女性に子宮頸がん検診の機会を提供することは許容される。したがって、わが国では厚生労働省が2015（平成27）年に各自治体保健課に対して「妊婦健診の望ましい基準」[1]を示し、そのなかに妊娠初期に1回の子宮頸がん検診（子宮頸部擦過細胞診）に公費負担の充実を図る必要性を指摘した。その結果、多くの地方自治体（市区町村）で、妊婦健診時の子宮頸がん検診を受診券方式または補助券方式で導入しているものと考えられる。しかし、その実施体制や細胞診異常検出後のフォローアップについての明確なガイドラインはなく、実施する自治体によっては適切な精度管理が行われていない場合もある。欧米の子宮頸がん検診受診率の高い国では、妊娠時の子宮頸がん検診は直近の結果に異常がないかぎり、積極的には推奨されていない[2]。細胞採取器具と特性についての詳細は第2章9項（37頁）を参照していただきたいが、ヘラやブラシの商品は妊娠女性や妊娠している可能性のある女性に対して使用が禁止されているものが多く、各施設で採取器具の取り扱い説明書を

□ 妊娠　　　回、　分娩　　　回
□ 最近の月経　　　月　　　日から　　　日間　　閉経　　　歳
□ 最近6か月以内に月経以外の出血またはピンク色や茶色のおりものがありましたか？
　　いいえ　・　はい
□ 月経は規則正しいですか？
　　いいえ　・　はい
□ 子宮を摘出する手術を受けたことがありますか？
　　いいえ　・　はい（　　　年）（理由［任意で記入］：　　　　　　　　）
□ 今までに子宮頸がん検診を受けたことがありますか？
　　ある　・　ない
　　＊「受けたことがある」方はいつごろ受けましたか？
　　　　　　年　　　月ごろ
　　＊その結果に異常はありましたか？
　　　異常なし　・　異常あり（診断名［わかれば任意で記入］：　　　　　　　　）
□ 子宮頸がん予防ワクチン（HPVワクチン）接種を受けたことがありますか？
　　いいえ　・　はい　・　不明

図2-2　問診票記載事項の例

再確認する必要がある[3]。そのため、妊娠女性においては細胞採取量が少ないという欠点を理解したうえで、侵襲の少ない綿棒採取が容認されている[3]。一方、研究として行われた妊婦への子宮頸部擦過細胞診において、検診で汎用されているブラシ使用で安全に施行可能で、正確な細胞診結果を得るためにも有用であったという報告もある[4]。また、綿棒による子宮腟部の擦過でも出血することはあり、妊婦が過剰に不安にならないように説明をする必要がある。内頸部の深い部位に細胞採取器具を挿入しないかぎり、子宮腟部からの細胞採取が原因で流産となることはないことも伝えるべきである。

このように妊娠中の子宮頸がん検診の精度は、綿棒使用であることや内頸部から十分に細胞採取ができないことなど、明らかに通常の検診に劣ると考えられる。したがって、今回の検診結果で異常がなくても、非妊娠時に定期的に子宮頸がん検診を受けることの重要性を伝える必要がある。

参考文献
1) 妊婦に対する健康診査についての望ましい基準. 2015年3月31日厚生労働省告示第226号.
2) Massad LS, Einstein MH, et al.: 2012 updated consensus guidelines for the management of abnormal cervical cancer screening tests and cancer precursors. 2012 ASCCP Consensus Guidelines Conference. J Low Genit Tract Dis. 17, S1-S27, 2013.
3) 日本産科婦人科学会・日本産婦人科医会 編集・監修: CQ201 子宮頸部細胞診の適切な採取法は？ 産婦人科診療ガイドライン 婦人科外来編2017, 130-134, 日本産科婦人科学会事務局, 2017.
4) 石岡 伸一, 金 美善, 他: 妊婦の子宮頸部細胞診におけるブラシ使用の安全性と有用性. 日本臨床細胞学会雑誌. 57, 7-12, 2018.

7. 内診台使用時の注意点

内診台へ移乗し砕石位をとる際に、羞恥心からスムーズに行動できない女性もいるため、声をかけながらゆっくり行動できるように援助する。股関節や膝の可動域に制限がないか確認する。また、内診台は幅が狭いため、体格が大きい患者や高齢者では特に注意を要する。電動式内診台の昇降時に衣服の巻き込みがないことや、転落防止にも留意する。さらに、内診台のカーテンに不安を感じる受診者もおり、カーテンを開けて欲しいとの申し出があったときは適宜対応する。内診台の上で受診者が長時間待つことがないようにするための配慮も必要である。検査終了後は、受診者が安全に内診台から降りたことを確認し、使用した物品の片付けや補充、環境整備を行う。内診台から降り、立ち上がる動作の際に、迷走神経反射による血圧低下や気分不快を訴える女性もおり、着衣が終わり退室するまで観察を怠らないようにする。

8. 外陰部の構造と疾患

外陰部の構造を図2-3に示す。外陰部は図のように恥丘、大陰唇、小陰唇、処女膜輪、陰核、尿道口などからなる。

外陰部の皮膚は、局所あるいは全身状態の影響を受ける。カンジダ外陰炎、接触性皮膚炎などがよくみられる。外陰部は湿潤であり、特に肥満女性の場合は慢性的な感染を起こしやすい。頻度の高い外陰部の病変をいくつかあげる。これらの疾患は子宮頸部病変ではないため、子宮頸がん検診においては精密検査の対象とはならないが、見落とすことなく産婦人科施設への受診を勧める。

外陰部の囊胞性病変としてはバルトリン腺囊胞があげられる。感染がなければ痛みはないが、感染し膿瘍を形成すると疼痛を訴える。また、外陰部は血流が豊富なため外傷により大きな血腫を形成する場合もある。

外陰部に潰瘍を形成する疾患として代表的なものには外陰ヘルペスがある。単純ヘルペスウイルス（herpes simplex virus：HSV）の感染により発症する。従来、HSV1は上半身に感染し、HSV2は下半身の病巣に関係していると考えられていたが、現在では外陰部のヘルペス病変からもHSV1が高頻度に検出される。HSV感染により小水疱を外陰部に形成するが、やがて自壊し潰瘍となる。不顕性感染が多いが、初感染の場合は重症化しやすく子宮頸部に浸潤癌のような潰瘍性病変を形成することがある。

外陰部に白斑を呈する疾患でもっとも多いものは硬化性苔癬（lichen sclerosis）であり、掻痒感を訴えることが多い。従来は白斑症と呼ばれていたものの下部分が、現在は硬化性苔癬に相当する。左右対称性に発生し、赤色、白斑、硬化、陰唇の癒合、腟狭窄など多彩な臨床像を呈する。また、外陰上皮内腫瘍（vulvar intraepithelial neoplasia：VIN）や外陰癌を併発する場合や、移行する場合がある。

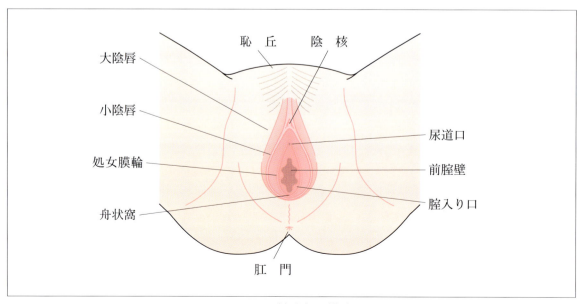

図2-3　外陰部の構造

参考文献
1) Lobo R, Gershenson D, et al.: Comprehensive Gynecology, 7th Ed., Elsevier, 2016.

9. 採取器具とその特性

　細胞採取器具には、ヘラ、ブラシ（ブルーム型、頸管ブラシ型）、綿棒がある（図2-4）。診断に必要な細胞を十分に採取し、不適正標本を避けるためには、妊娠女性以外では、綿棒以外の採取器具を使用する。ヘラやブラシを使用すると細胞採取量は多いが、出血を起こしやすいので、受診者に十分説明しておく必要がある。頸管ブラシ型は頸管内の細胞採取に優れている。また、ヘラやブラシには妊娠女性に対しての使用が禁止されているものや妊娠週数によって使用が禁止されているものが多いため、取扱説明書を確認する必要がある。
　各採取器具で汎用されているものと特徴を示す。

a. ヘラ（サイトピック、木製ヘラ、プラスチック製ヘラ）
　・サイトピックは子宮腟部と頸管内を採取する端子が上下にあり、個人差の大きい子宮頸部と頸管内の細胞採取が可能である。
　・ヘラは子宮頸部と頸管下部まで同時に採取可能である。

b. ブラシ
　・ブルーム型（サーベックスブラシ、Jフィットブラシなど）
　　ブルーム型（ほうき型）は子宮腟部と頸管下部の細胞採取が可能である。ブルーム型に頸管内ブラシの機能も組み合わせ、頸管の奥まで採取可能の器具もある。
　・頸管ブラシ型（オネスト頸管ブラッシュ、八田式頸管ブラシ、エンドサーベックスブラシ、ユイノブラシなど）
　　頸管からの細胞採取に優れている。特に高齢者などで頸管の狭小な女性の細胞採取には有用である。ただし、子宮腟部からの採取は困難なので頸管ブラシ型とヘラやブルーム型を併用する必要がある。

c. 綿棒
　安価で採取部位からの出血が少ないので従来は使用頻度が高かったが、採取された細胞のスライドガラスへの塗抹量は少なく不適正標本の原因となることから、妊娠女性以外では使用しない。

妊娠女性に対する使用（製品説明書より）
　・サイトピック：妊娠または妊娠の可能性がある場合は頸管内採取端子は使用しない
　・サーベックスブラシ：妊娠10週目以降の妊婦には使用しない
　・サーベックスブラシコンビ、エンドサーベックスブラシ（S）：妊婦には使用しない
　・Jフィットブラシコンビ：妊婦には使用しない
　・ユイノブラシ：妊娠10週目以降の妊婦には使用しない
　・オネスト頸管ブラッシュ：妊娠または妊娠の可能性がある場合は使用しない

第2章 子宮頸がん検診の実際

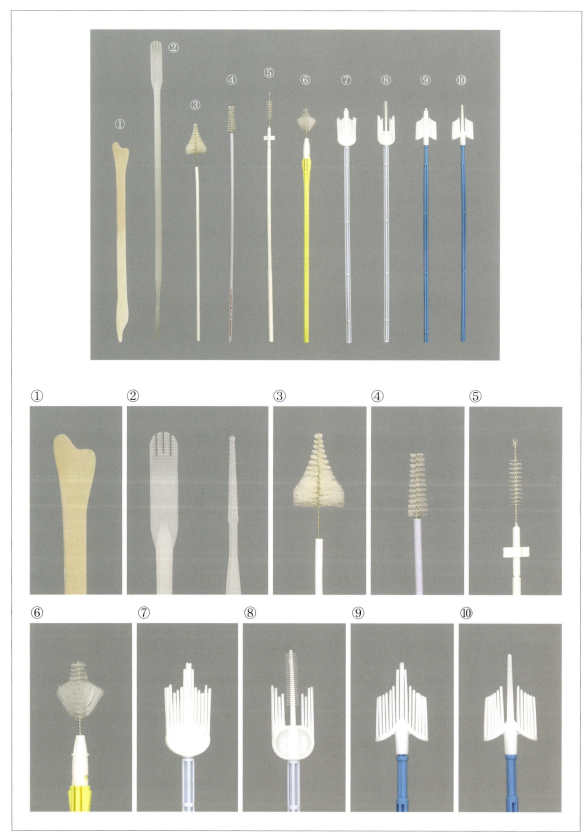

図2-4 細胞採取器具
①木製ヘラ、②サイトピック、③オネスト頸管ブラッシュ（S）、④オネスト頸管ブラッシュ、⑤八田式頸管ブラシ、⑥ユイノブラシ、⑦Jフィットブラシ、⑧Jフィットブラシプラス、⑨サーベックスブラシ、⑩サーベックスブラシコンビ

10. 子宮腟部の露出（腟鏡の使い方）

　子宮腟部より適切に細胞採取するためには、腟鏡を用いて子宮腟部を露出し、直視下で子宮腟部の移行帯を擦過する必要がある。

10-1　腟鏡の準備

　各種の大きさを準備する。性交経験の有無、出産の有無、年齢によって適切な大きさの腟鏡を使い分ける。腟鏡には各種サイズがある。サイズはメーカーによって異なるが、3Sから2Lまでの段階がある。また、同サイズにも弁の長短があるので各種をそろえる（図2-5）。

10-2　腟鏡の選択

　使用する腟鏡のサイズは、年齢、性交経験の有無、妊娠や出産回数、経腟分娩回数などの問診結果と外性器（処女膜や腟口など）の視診でおおよそ見当をつける。

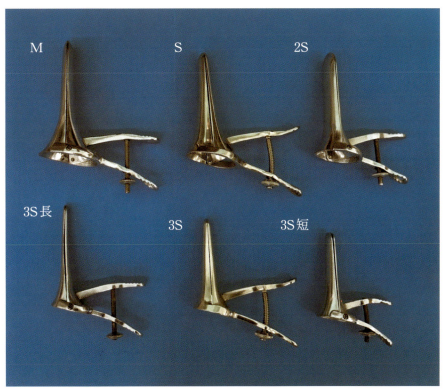

図2-5　腟鏡のサイズ

目安としては、性交経験がほとんどない未産の高齢女性には3Sや2S、性成熟期の経産婦（経腟分娩）ではM〜2L、身長の高い女性には弁の長い腟鏡が適している。ただし、腟鏡は小さければよいというわけではなく、受診者が苦痛を訴えない範囲で最大のサイズの腟鏡を選択しないと子宮腟部を露出することが困難になる。

10-3 腟鏡の挿入

腟鏡の挿入、細胞採取、内診などの婦人科的検査を円滑に実施するためには、医師が一方的に検査するのではなく、受診者との共同作業であるという心がけが大切である。開脚体勢を安全に維持するためには内診台を使用し、医師は椅子に座って腟鏡の操作とその後の細胞採取を実施することが望ましい。

使用する腟鏡は、体温よりやや高めに温めておく。検査を開始する際は両手とも手袋を着用し、いきなり外陰部に触れることは避け、「検査を始めます」と声をかけ、まず膝などに触れて受診者の様子をみてから、一手で陰唇を開き、他の手で閉じた腟鏡を持ち（図2-6①）、弁を腟入り口に約45〜90度斜めにそっと挿入する（図2-6②）。そのまま、腟鏡を骨盤誘導線にそって（つまり尾骨に向かうイメージ）、腟の半分くらいまで進めたところで横にして（図2-6③）、子宮腟部に達するまで挿入する。腟鏡の弁の先端が子宮腟部に達したら、わずかに手前に引きながら、静かに弁を開いて、子宮腟部が弁のあいだに露出できたことを確認したらねじで固定する（図2-6④）。

細胞採取が目的でない場合は、腟鏡の挿入時に潤滑を目的として生理食塩水や滅菌水で腟鏡の先端を湿らせることがあるが、細胞採取時は混入や感染リスクを減らすために通常的に腟鏡を湿らせる必要はない。性成熟期では腟分泌物が潤滑剤の役割を果たすので必要ない場合が多いからである。しかし、高齢者などで腟の乾燥が著明な場合はごく少量の生理食塩水を使うことはある。

10-4 腟鏡を開いても子宮腟部が観察できない場合

細胞採取に際しては、子宮腟部を確認して目視下で採取することが大切である。検診では子宮腟部を露出していない状況で細胞を採取することは慎まなくてはならない。腟鏡で子宮腟部を露出できない主な原因を列挙する。
・もっとも多い原因は、腟鏡を完全に奥に挿入する前に弁を開いたためである。
・短すぎる腟鏡や小さすぎる腟鏡を使用している場合も多い。
・子宮の前傾が強い場合は子宮腟部が後方に、後傾が強い場合は子宮腟部が前方にあるので、腟鏡の挿入方向が正しいかを再確認する（図2-7）。
・受診者が腰を挙上している場合は子宮腟部の観察がしづらくなるので腰を落とすよう声をかける。
・上記を考慮して再度腟鏡を挿入する。その際、腟鏡を尾骨に向けて角度をつけ、完全に挿入してから弁を少し開いたり閉じたりして、左右にも動かして子宮腟部を探すとよい。それでも子宮腟部を露出できない場合は、一度腟鏡をはずし、手袋をつけた利き手の第2指を腟口から前腟壁にそって静かに腟内に挿入し、指頭で子宮腟部の位置を確認する。しかし、細胞採取前に子宮腟部

10. 子宮腟部の露出（腟鏡の使い方）

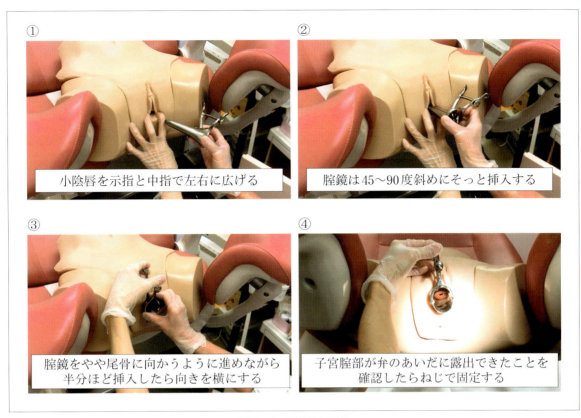

図2-6　腟鏡の挿入

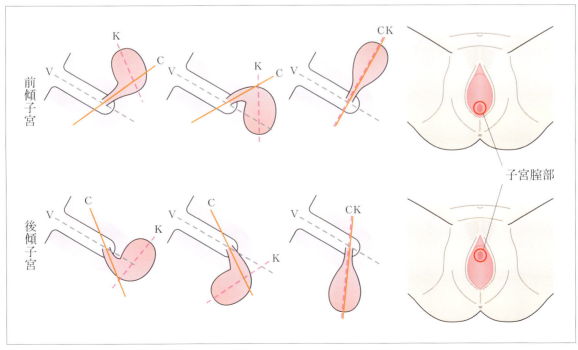

図2-7　子宮の体位と子宮腟部の位置関係
V：腟軸、C：子宮頸管軸、K：子宮体部軸

を触れることは回避すべき行為であるので、安易に行うべきではない。
- 高度肥満者、多産者や妊娠週数の進んだ妊婦は、腟鏡を開いても弁のあいだから腟壁がせりだしてきて子宮腟部の露出が困難となることがある。経腟超音波検査用のカバーの先端を切って腟鏡にかぶせて使用すると、腟壁のせりだしを防ぐことができる（図2-8）。
- 子宮全摘出手術後でないかを確認することはいうまでもない。
- しかし、子宮腟部の露出を試みても困難で子宮腟部から目視下で細胞採取できなかった場合の対応を以下に述べる。まず、受診者にその旨を説明し、細胞診判定結果が異常なしであっても検査精度が低いこと、偽陰性のリスクがあることを説明する。また、細胞採取者が産婦人科専門医以外の場合は、産婦人科専門医による細胞採取や精査を勧めることも考慮する。子宮筋腫、卵巣腫瘍、後腹膜腫瘍など大きな骨盤内腫瘍がある場合は子宮腟部が偏位し観察困難な場合があるので慎重な対応が望ましい。

10-5 受診者から疼痛などの訴えがあった際の対応

　婦人科的な検査、特に腟鏡診や内診は、性交経験や出産経験の有無にかかわらず、女性にとって羞恥心と抵抗感の強い検査である。過去に嫌な思いをした女性のほうが、初めて内診を受ける女性より、検査を行うのが困難であることはよく経験する。どのような女性にとってもハードルの高い検査であることを念頭において診察を行うことが大切である。
　初めての婦人科的検査であれば、検査の目的、具体的な内容（特に内診とはどのような検査かなど）を説明し、必ず本人の了解を得る。必要があれば内診台や腟鏡などをみせて説明するのもよい。
　内診時には、「痛いとか怖いなどつらければ、すぐいってください」など、受診者が安心して検査を受けられるように声をかけることは重要である。
　腟鏡を開いても子宮腟部が観察できない場合、医師が焦って腟鏡を不用意に動かすと、受診者は痛み・恐怖感や不安感で下肢や骨盤筋を収縮させてしまい、さらに子宮腟部を露出することが困難になるという悪循環に陥りやすい。また、受診者が頭を持ち上げたり腰を浮かせてしまうと、さらに子宮腟部の露出が困難となるので、内診台を調整して臀部を上げる、あるいは腰を下げるよう指

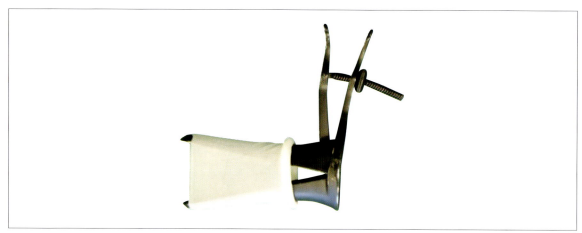

図2-8　エコー用のカバーをかぶせた腟鏡

示する。受診者が痛がったり、検査の継続を希望しない場合は、いったん診察を中止し、検査の状況を説明して協力を得られるよう安心させることが大切である。

11. 腟、子宮腟部の視診と疾患

11-1 腟、子宮腟部の視診

　腟前庭から子宮へとつながる腟は伸展性のある管状の構造を示す。断面はH型にみえるように前後腟壁が接した形状となっている（図2-9）。腟鏡挿入に際しては、このH型の形状を考慮して挿入すべきである。
　図2-10は、直立した女性骨盤の断面を示す。起立している場合の腟の軸は斜めになっており体腔内臓器の重みがかかることになる。腟の奥に子宮があるが、腟の軸と子宮はおおよそ直角に位置している。腟鏡診の場合、腟鏡を深く丁寧に後腟円蓋に挿入することで、後腟円蓋が観察できる。後腟円蓋はダグラス窩を腹腔外から観察できる部位であり、子宮内膜症によってダグラス窩が閉鎖している状態や子宮内膜症病変であるブルーベリースポットが観察できることがある。
　子宮頸部細胞採取時に、注意すべき疾患について述べる。子宮頸部細胞採取の際には、外陰部の視診、ついで腟鏡をかけての腟鏡診を行う。まず、視診により外陰部の形状、皮膚病変や腫瘍病変などの異常を観察する（第2章8項（36頁）を参照）。ついで腟鏡（通常はクスコ式を使用する）を腟に挿入し、腟壁を観察しながら子宮頸部を可視化する。
　腟は年齢、性交経験の有無、分娩経験の有無で個人差が大きい。若年で性交経験がない場合は腟鏡の挿入が困難であるため、検査前に問診が必要である。閉経後あるいは高齢者の場合は腟の萎縮による萎縮性腟炎や、乾燥、腟壁の萎縮による狭小化などで腟鏡挿入時に疼痛を訴えることが多い。その場合は腟鏡を微温湯に浸けることも考慮するなど、愛護的操作に留意すべきである。性成熟期の女性でも分娩経験の有無により腟の広さが異なる。また、骨盤臓器脱の女性では、子宮や膀胱が腟外に脱出している場合や、膀胱すなわち前腟壁が大きく腟内に下垂し、通常より大きな腟鏡を使用しなければならない場合がある。

11-2 腟、子宮腟部の疾患

　腟鏡診の際に腟鏡を優しく回転させることで腟壁の全周が観察できる。腟の腫瘍、炎症、潰瘍、裂傷などが確認できる。腫瘍性病変としては、腟がん、腟壁のコンジローマなどが視認できる。ミュラー管の癒合不全による腟の奇形として腟中隔がある。腟鏡挿入時に容易に腟中隔を確認できる。
　子宮頸部は腟の奥の位置で腟鏡を開くと正中に観察できるが、子宮の前傾や後傾が強い場合や、

第2章 子宮頸がん検診の実際

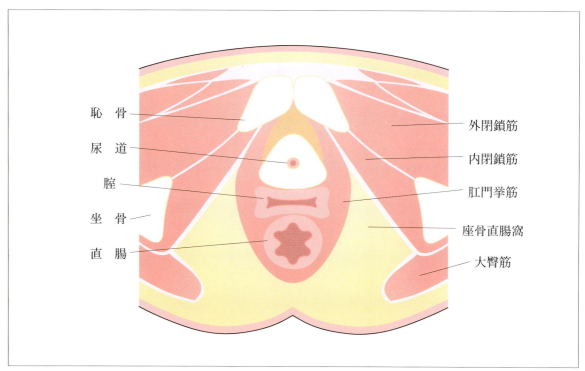

図2-9　女性骨盤部の断面図

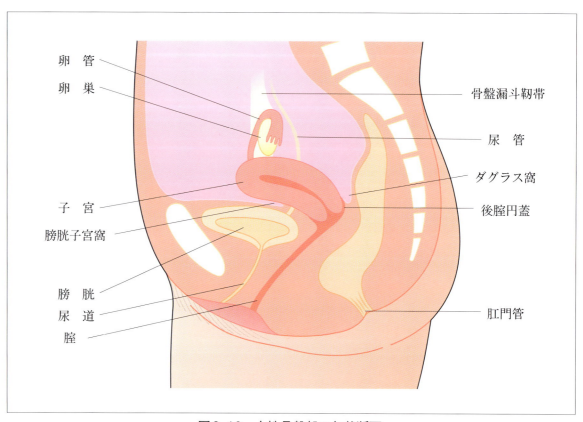

図2-10　女性骨盤部の矢状断面

炎症、子宮内膜症の癒着、がんの進展などにより著しく偏位していることがある。子宮腟部の形状は未産婦と経産婦で異なる。未産婦や帝王切開分娩婦人では子宮口は丸いが、経産婦ではスリット状になっている（図2-11）。

子宮頸部は腟の最深部に半球状に突出して観察されるが、子宮頸部円錐切除術後などの場合、半球状の突出がなく小さな子宮口しかみえない場合がある。性成熟期の女性の場合、扁平円柱上皮境界（SCJ）が外翻しているため子宮腟部びらんを認める。子宮頸部にはしばしば子宮頸管ポリープが発生する。頸管から発生する子宮頸管ポリープは表面が赤く、柔らかく、易出血性であり、しばしば不正性器出血の原因となるが、円柱上皮でおおわれ良性であることが多い。外子宮口にみられるポリープより大きく赤い球状の硬い腫瘤は、筋腫分娩である。粘膜下筋腫が子宮収縮により外子宮口より突出したもので、大量の出血を伴うことがある。

尖圭コンジローマはHPV6、11型の感染により発生する良性の疾患である。外陰部、腟壁に好発する淡紅色〜褐色の乳頭状、鶏冠状、あるいはカリフラワー状の疣贅で、視診により診断できるが、子宮頸部擦過細胞診ではコイロサイトを認める。

浸潤子宮頸がんの場合は、子宮頸部に易出血性腫瘤や潰瘍を形成する。内頸部に発生する腺癌では、視診上は平滑な粘膜であるが、頸管内に腫瘤を形成していることがある。特殊なタイプの子宮頸部腺癌（最小偏倚腺癌、胃型粘液性癌）の場合は大量の水様帯下を分泌することがある。

腟壁や子宮が下垂する骨盤臓器脱は、骨盤底筋や骨盤臓器の支持組織の損傷により子宮や膀胱が腟入り口から脱出する状態である。腟口から脱出している場合、外陰部の視診で診断が確定するが、下垂の程度によっては腟鏡診によって膨隆した前後腟壁や下垂した子宮頸部を確認できる。

なお、がん検診において子宮頸がん以外の疾患を認めた場合は、産婦人科への受診を勧め、要精検とはしない。

参考文献
1) UpToDate, 2019.
   https://www.uptodate.com/ja/home

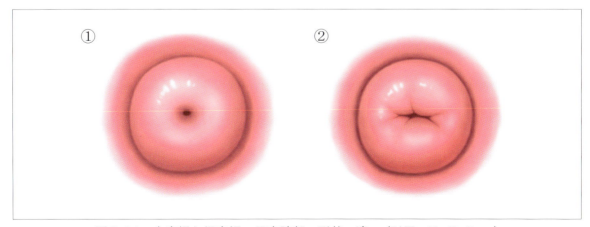

図2-11　未産婦と経産婦の子宮腟部の形状の違い（引用：Up To Date）
①未産婦の子宮腟部所見。外子宮口は小さく丸く平滑である。
②経産婦の子宮腟部所見。外子宮口は大きくスリット状に横方向に広がっている。

12. 細胞採取

　細胞採取は腟内操作のなかで最初に実施する。内診、コルポスコピー、経腟超音波検査など他の検査も実施する場合は、細胞を採取した後に行う。
　子宮頸がん検診で細胞診が偽陰性となる要因は、細胞採取時のエラー、標本作製時のエラー、鏡検時のエラー（見逃し）に大別されるが、細胞採取に問題がある場合が多いとされている。細胞採取で大切なことは、扁平円柱上皮境界（SCJ）から細胞を採取することである。正確なSCJを肉眼で確認はできないため、偽びらんの部分を中心に隣接した扁平上皮と円柱上皮部分も含めて擦過する。そのためには、適切な照明器具のもとで子宮腟部を確実に腟鏡で露出し、目視下で擦過して細胞を採取しなくてはならない。盲目的に細胞採取した検体は、たとえ「適正標本」と判定されたとしても、がん検診では重大な問題となることがある。しかし、移行帯を確実に擦過したかどうかは細胞採取した医師にしか知り得ないことなので、検診に携わる医師の責任は重大である。
　月経中の細胞採取については、ほとんどの自治体の『子宮頸がん検診の受診者への案内』には避けるようにと記載されている。無症状者の子宮頸がん検診を前提とすれば、月経中は的確な細胞採取ができないことも多く、従来法の標本では赤血球が観察の妨げとなるので極力避けるべきである。しかし、検診の延期が困難な受診者で不正出血や少量の月経の場合は、精度が低下する可能性を説明し、了解が得られれば、綿球で除去して細胞採取を行う。検体処理方法は赤血球の除去が可能な液状化検体法が望ましい。また、不正出血などの有症状者に対しては、産婦人科の受診を勧めることが大切である。帯下が多い場合は、綿球などで帯下を除去したのちに細胞採取を行うこともある。

12-1 移行帯

　子宮腟部は頸管からの円柱上皮と扁平上皮が接していて、その境界をSCJと呼ぶ。腟内の酸などの刺激で、円柱上皮直下の予備細胞が増殖して扁平上皮化生を起こし、この部分を移行帯という。CINや子宮頸がんは移行帯より生じるので、この部分を確実に擦過することが子宮頸がん検診の精度を左右する。本来のSCJを第1次SCJ、扁平上皮化生によって生じた新たなSCJを第2次SCJと呼び、そのあいだが移行帯である（図2-12）。
　エストロゲン活性の高い性成熟期には円柱上皮部分が腟内にせりだす（外反）ことが多い。肉眼でも子宮腟部は赤く観察され（偽びらん）、分泌物も多い傾向がある。分泌物が多い場合は、綿球でそっと除去してから細胞採取を行う。また、外反が強い場合はより外側も擦過する必要があるが、ブルーム型では外方の擦過が不十分になりやすいので、外方も追加して擦過する。閉経前後から移行帯は子宮頸管内にはいりこむので、頸管内から確実に細胞を採取する必要があるために頸管ブラシなどを用いる。しかし、移行帯の状況は個人差も大きいので個々の症例を観察して移行帯の位置を確認する必要がある。参考にさまざまな子宮腟部の外観を下記に示す（図2-13）。
　一般的に性成熟期では子宮腟部びらん（偽びらん）が認められる（図2-13①②④⑤）。経産婦はより外反が強く外子宮口は横にスリット状とされているが、個人差も大きい。移行帯の状況を直視

下で観察して症例にあわせて細胞を採取することが望ましい。たとえば、外反傾向の強い症例（図2-13④）では外側の扁平上皮部位まで細胞採取するようにする。性成熟期でも移行帯が頸管内の症例（図2-13③⑥）もあるので頸管ブラシの併用も考慮する。閉経後（図2-13⑦⑧）では、移行帯が頸管内に移動することが多いので頸管ブラシの併用が望ましい。閉経後は萎縮性腟炎による溢血斑（図2-13⑦）を認めることも多く、擦過による出血が生じやすいので受診者への説明が欠かせない。閉経後年数が経過すると子宮の萎縮傾向が著明になり、子宮腟部と腟壁の移行部分（腟円蓋）が不明瞭（図2-13⑧）となり、子宮腟部を同定しにくくなるので初心者は注意が必要である。

12-2 細胞採取の方法

　各採取器具による採取方法を以下に述べる。各採取器具は特徴があるので、数種類用意して症例によって使い分けるとよい。

- ヘラ……先の細い部分を頸管内に挿入し1～2回転させる（図2-14）。
- サイトピック……子宮腟部用の端子で移行帯と外方の扁平上皮部分を含めて全面を軽く擦過して、頸管用端子を頸管内に挿入し、時計回りに数回回転させる（図2-15）。
- ブルーム型……採取器部の持ち手の先端を親指と第2指でペンを持つように持ち（図2-16）、ブラシ中央を子宮頸管内に挿入し、外側の短い部分を子宮腟部に完全に接触させる。時計方向に数回（サーベックスブラシ5回、サーベックスブラシコンビ2回、Jフィットブラシ2回、Jフィットブラシプラス2回）、軽く回転させる（図2-17）。外反が強い症例は移行帯部分にブラシが届かないので、外側にある移行帯部分の擦過を追加する。また、2S以下の小さい腟鏡を使用した場合はブラシ幅の狭いJフィットブラシのほうが挿入しやすい。
- 頸管ブラシ型……移行帯が頸管内にはいりこんでいる場合に併用する（図2-18）。ただし、頸管

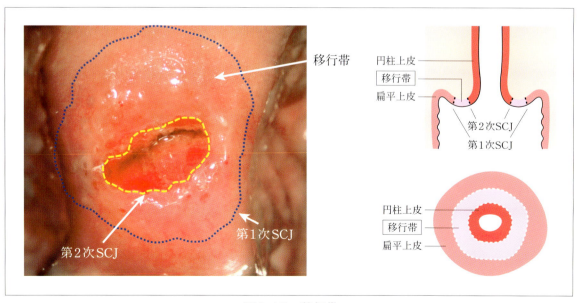

図2-12　移行帯

第2章 子宮頸がん検診の実際

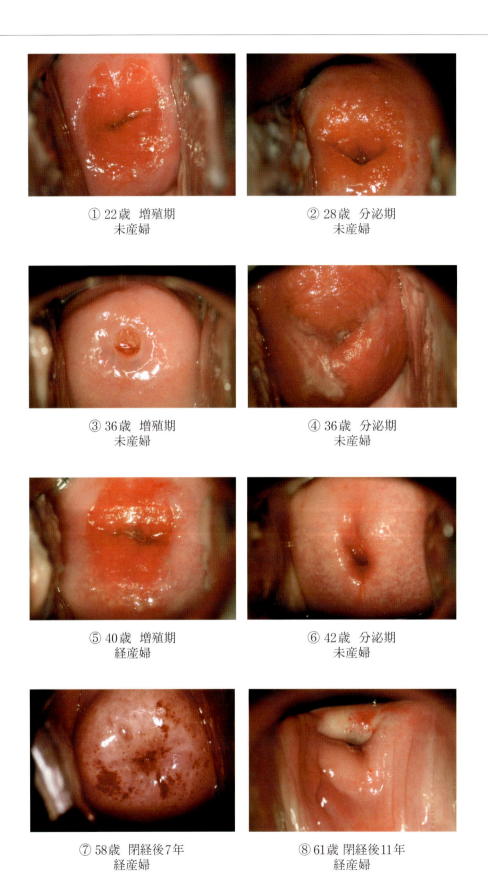

① 22歳　増殖期
　　未産婦

② 28歳　分泌期
　　未産婦

③ 36歳　増殖期
　　未産婦

④ 36歳　分泌期
　　未産婦

⑤ 40歳　増殖期
　　経産婦

⑥ 42歳　分泌期
　　未産婦

⑦ 58歳　閉経後7年
　　経産婦

⑧ 61歳　閉経後11年
　　経産婦

図2-13　子宮腟部の外観

ブラシのみで採取してはならない。必ず子宮腟部はヘラやブルーム型などで採取しておく。出産経験のない閉経後女性で外子宮口がピンホール状の場合でも、頸管ブラシのみ挿入できる症例が多いので有用である。
- ユイノブラシ……頸管内に挿入すると円錐状ブラシが広がって腟部と頸管内を同時に採取できる構造であるが、実際は頸管粘液がからむとブラシは広がらず頸管内からしか採取できない。また、広がっても擦過できる面積は少ない（図2-19）。したがって、ユイノブラシのみで細胞採取を終了できる症例は限定的で、子宮腟部を追加して採取しなくてはならない症例が大半である。

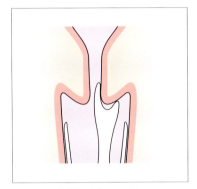

図2-14　ヘラ

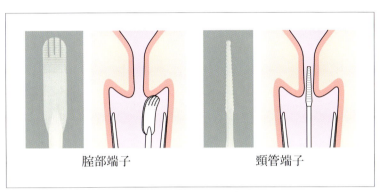

図2-15　サイトッピック

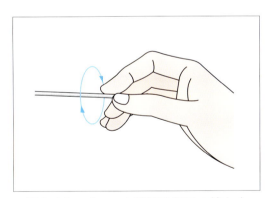

図2-16　ブルーム型採取器具の持ち方

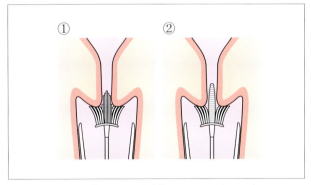

図2-17　ブルーム型（①サーベックスブラシ、②サーベックスブラシコンビ）

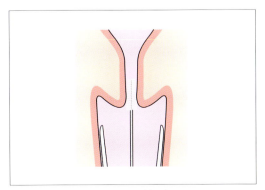

図2-18　頸管ブラシ

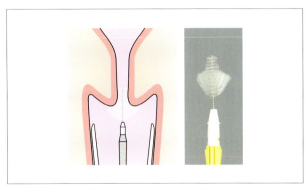

図2-19　ユイノブラシ

13. 採取検体の処理と手技

13-1 採取検体の処理法

　採取検体の処理法としては、従来法（直接塗抹法）と液状化検体法（液状処理法）がある。表2-1にそれぞれの特徴を示す。従来法では細胞を採取しスライドガラスに塗抹する操作が適切でないとよい標本は作製できないが、液状化検体法では、均一化・標準化した標本作製が容易である。
① 従来法（直接塗抹法：conventional method）
　子宮頸部から採取した細胞を直接スライドガラスに塗抹する方法である。
② 液状化検体法（液状処理法：liquid-based preparation）
　液状化検体法は子宮頸部から採取した細胞を固定保存液のはいった容器（バイアル）に回収し細胞浮遊液として固定保存する方法である。代表的な方法として密度勾配遠心法（SurePath™）、重力接着法（TACAS™）とフィルター転写法（ThinPrep®、Cellprep®）がある。表2-2に主な違いを示す。
　なお、液状化検体法を用いて細胞診断することを液状化検体細胞診（liquid-based cytology；LBC）という。

13-2 採取検体の手技

　従来法（直接塗抹法）と液状化検体法（液状処理法）の手技に関して以下に説明する。
① 従来法（直接塗抹法：conventional method）
　塗抹の前にスライドガラスの表裏を確認し、フロスト加工のある表に、採取日・受診者認識番号（名前）・採取部位等の必要事項を鉛筆で記入する（図2-20a）*。スライドガラスに塗抹する際の重要なポイントは、細胞を強くこすりつけないことと、厚くならないよう均一にすることである（図2-20b、c）。

　　* マジックやボールペンにて記載した場合、固定液で文字が消えてしまう場合がある。このため固定液の影響を受けない鉛筆で必要事項を記入することが重要である。

　従来法の固定には、95％エタノールによる固定とスプレー（噴霧）固定・滴下コーティング剤による固定がある。各種固定法を図2-21に示す。

② 液状化検体法（液状処理法：liquid-based preparation）
　細胞採取器具の採取部を固定液でよくすすぎ、採取部（ブラシ等）が分離可能なものは先端ごとバイアルへ保存する。ブルーム型採取器具による固定法を図2-22に示す。バイアルには採取日・受診者認識番号（名前）・採取部位等の必要事項を記入する。

表2-1　従来法（直接塗抹法）と液状化検体法（液状処理法）の特徴

	従来法（直接塗抹法）	液状化検体法（液状処理法）
標本の均一化・標準化	不可能	可能
検体の保存	不可能	可能（3～6か月）
複数標本の作製	難しい	可能
免疫細胞化学やHPV検査	難しい	可能
鏡検視野	広い	狭い
細胞変性・背景所見の減弱	少ない	多い
特殊な作業行程	不要	必要
費用	安価	高価
標本		

表2-2　各種液状化検体法の比較

原理	密度勾配遠沈法 SurePath™	重力接着法 TACAS™	フィルター転写法 ThinPrep®	フィルター転写法 Cellprep®
塗抹範囲	13 mmの円	13 mmの円	20 mmの円	20 mmの円
固定液	エタノールベース	エタノールベース	メタノールベース	エタノールベース
スライドガラス	専用	専用	専用	専用
フィルター	不要	不要	要	要
塗抹機器	有	有	有	有
用手法	可	可	不可	不可
前処理	必要	必要	不要	不要
専用容器				
標本				

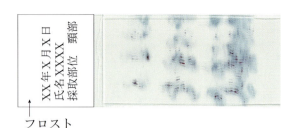
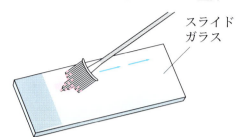
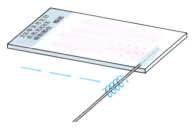
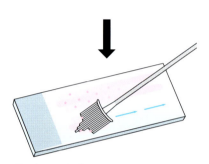

図2-20 従来法（直接塗抹法）

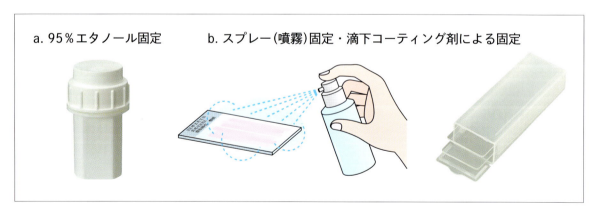

図2-21 固定法（直接塗抹法）

a：検体塗抹後、スライドガラスをただちに（3秒以内）95％エタノールがはいった容器に入れる。
　　塗抹面全体が95％エタノールに浸かっていることを確認する。30分以上固定する。
　　搬送の際は内容液がこぼれないよう蓋をする。
b：検体塗抹後、スライドガラスにただちに（3秒以内）コーティング固定液をスプレー（噴霧）または滴下する。
　　スプレー式では、塗末面から15cm程度離し、約10秒間噴霧し続ける。
　　滴下コーティング剤による固定は、塗抹面に10滴ほど滴下する（詳細は取扱説明書で確認）。
　　その後乾燥し、輸送用スライド容器に入れて搬送する。

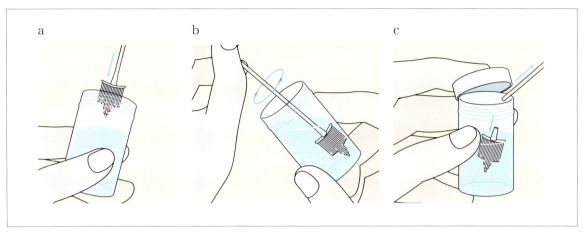

図2-22 ブルーム型採取器具による固定法（液状化検体法）
a、b：ブラシをバイアルに入れ、左右に回転させ細胞を固定液に洗い落とす。
c：ブラシが分離可能なものは、開口部端にブラシを引っ掛けて柄を引き抜く。バイアルの蓋をしっかり閉める。

14. 検体管理

14-1 検体管理の要点

① 検体管理を行ううえで大切なことは、正しい細胞採取と検体取り違えの防止である。
② 標本作製法には従来法（直接塗抹法）と液状化検体法（液状処理法）があり、その作製法に違いがあるため、標本作製法の違いをよく理解し正しく検体の採取を行う。
③ 従来法では細胞のコンタミネーションに注意をはらう。
④ 同じ検診医療機関で標本染色・診断を行う場合は、検査室でも検体取り違えに注意をはらう。

14-2 採取法

① 従来法（直接塗抹法）では、細胞採取、ガラスへの直接塗抹、固定を臨床現場で行い、その後の染色と診断は検査室（外注の場合は検査センター）で行う。
② 液状化検体法（液状処理法）は、細胞採取のみを臨床現場で行い、その後の塗抹、固定、染色、診断は検査室（外注の場合は検査センター）で行う。

14-3 検体管理の実際

検体の取り扱いが、従来法と液状化検体法で異なるので検体管理を分けて述べる（図2-23）。

1) 従来法

a. 採取時の確認

① 検診対象者確認後、同姓同名者の間違いを防ぐために、本人から2つ以上の項目（氏名、生年月日、検診対象者IDなど）を聞き、鉛筆*を用いてスライドガラスに記載する。
② 細胞採取時に本人から氏名を聞き、検診対象者の名前とスライドガラスの名前が正しいことを確認（照合）する。
③ 採取部位が複数の場合には、採取部位も記載する。
④ ヘラ、ブラシ等で細胞採取、ガラスへの直接塗抹、95％エタノールで固定**を行うが、標本を乾燥させないことが大切である。
⑤ 同じ容器で固定する場合、細胞のコンタミネーションを起こさぬようにスライドガラスの前後が張りつかないように固定容器に立てる。
⑥ 細胞診依頼書とスライドガラスの記載事項（氏名、採取部位等）、スライド枚数が一致していることを確認（照合）する。

* スライドガラスの記載は、アルコールと反応して消える可能性があるものは避け、原則鉛筆を使用する。
** 95％エタノール固定液に浸漬する時間は30分以上が原則とされているが、固定後はなるべく2〜3日以内に染色するほうがきれいな染色結果が得られる。

b. 検体引き渡し時の確認

　細胞診依頼書とスライドガラスの記載事項、スライド枚数が一致していることの確認（照合）を2人でダブルチェックをする。

　コーティング固定（噴霧式・スプレー、滴下式）を用いる場合には、それぞれの使用書を参考にして行う。コーティング固定法でも1週間以内の染色が望ましく、1週間をすぎると染色性の低下が起こる。
　95％エタノール固定、コーティング固定いずれの場合も細胞塗抹後ただちに固定を行い（日本産婦人科医会の推奨は5秒以内）、乾燥させないことが大切である。

c. 同じ医療機関で検診から染色・診断を行うときの確認

① 細胞診依頼書とスライドガラスの記載事項、スライド枚数が一致していることの確認（照合）を2人でダブルチェックをする。
② それぞれ医療機関検査室での検体取り扱いマニュアルを順守し、検体の取り違えに注意をはらう。

2) 液状化検体法

　液状化検体法は、細胞採取のみを臨床現場で行うので、採取時のバイアルが検診対象者のものであることと、各種採取法によりバイアルに細胞採取時の保存の仕方が異なるため、それぞれの採取時の使用説明書にしたがうことが大切である。

a. 採取時の確認

① 塗抹、固定、染色、診断が外部委託・外注の場合は診療所（病院）、自院の医療機関名をバイアルの所定位置に前もって鉛筆で記入しておく。
② 検診対象者確認後、同姓同名者の間違いを防ぐために、本人から2つ以上の項目（氏名、生年月

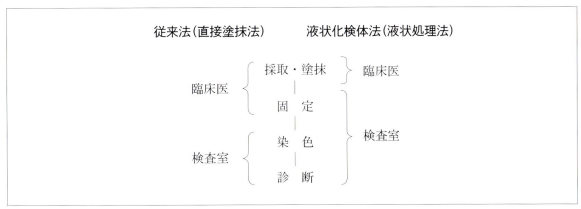

図2-23 液状化検体細胞診における細胞採取から保存までの流れ

日、検診対象者IDなど）を聞き、鉛筆を用いてスライドガラスに記載する。
③ 細胞採取時に本人から氏名を聞き、検診対象者の名前とバイアルの名前が正しいことを確認（照合）する。
④ 採取部位が複数の場合には、採取部位も記載する。
⑤ 細胞診依頼書とバイアルの記載事項（氏名、採取部位等）が一致していることを確認（照合）する。

b. 検体引き渡し時の確認
　細胞診依頼書とバイアルの記載事項が一致していることの確認（照合）を2人でダブルチェックをする。

c. 検体の保存と管理
① バイアルの蓋を上にして、検体を順番に並べ、蓋に番号を記載する。
② バイアルは室温保存、使用書（会社により期間が異なるため）にしたがって保存する。
　　参考：SurePath™　常温：6週間　冷蔵：3か月
　　　　　ThinPrep®　常温：4週間　冷蔵：6か月
　　　　　TACAS™　　常温：長期
　　　　　Cellprep®　常温：3週間　冷蔵：3か月

15. 採取時の出血への対応

1）細胞採取による出血
　綿棒を除いて他の採取器具は、形状から出血を伴いやすい。自然に止まることが多いが、できるかぎり出血しないよう注意をはらう。止血しにくい場合には、綿球などで軽く圧迫するとよい。

2）出血しやすい検診受診者

心臓病、脳・血管疾患、あるいは鎮痛が必要で血液凝固を阻害する薬（ワーファリン、バッファリン、バイアスピリン、オパルモンなど）を内服中の場合は、出血が止まりにくい場合がある。細胞採取は禁忌ではないが注意が必要である。

3）止血方法

多くの場合、出血は自然に止まることが多く、特に止血処置は必要ない。止血しにくい場合には、
① 綿球などで軽く圧迫止血する。
② 出血しやすい検診者などで、綿球などでの軽い圧迫で出血が止まらない場合には、腟内にガーゼや綿球タンポンを挿入する。
③ 止血剤は、止血しにくい場合に用いる。一般にアルギン酸ナトリウム末1gを出血部位に撒布し、乾いたガーゼ、生理食塩水を浸したガーゼまたは脱脂綿で短時間押さえて使用する。

4）検診者への説明と検査後の注意点

① 通常の場合は、検診後の出血について説明を行う。

月経時以上に出血が増えた場合や、止まらない場合には検査医療機関に連絡をするよう話す。検診機関での対応が難しい場合や夜間対応が必要な場合には、診療可能や夜間対応可能な医療機関に連絡するように説明する。

② 圧迫止血で止まらず腟内にガーゼ、綿球タンポンを挿入した場合には、
- ガーゼ、綿球タンポン……抜去時間（3～6時間後あるいは翌朝）を指示する。
- 出血……通常の診療対応と同じ説明をする。
- 入浴……当日はシャワー、翌日からは出血が少なければ入浴を許可する。
- プール……当日は不可、翌日からは出血がなければ許可する。
- 性交……出血がある場合は控え、止血後も数日間は行わないように指示する。
- 日常生活……当日は飲酒を控え、安静を指示する。

16. 明らかな肉眼的浸潤癌の発見時の対応

平成27年度地域保健・健康増進事業報告によると、20歳から74歳の子宮頸がん検診での精検受診率は72.5%、がん発見率は0.04%であった。図2-24のような肉眼的浸潤癌であれば、不正性器出血、性交後出血、悪臭のある帯下などの症状があるはずなので問診内容を確認する。細胞採取は通常の方法で行ってもよいが、出血が増量する可能性があるためその旨を伝えるとともに、その場合は医療機関を受診するように指示する。また、可及的速やかに医療機関を受診するように伝える。さらに、診察所見欄に肉眼的浸潤癌と記載し、要精検にチェックを入れておく。地方自治体側は精検受診をしたかどうかの確認を徹底する。

16. 明らかな肉眼的浸潤癌の発見時の対応

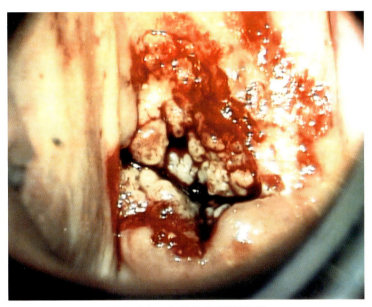

図2-24　肉眼的浸潤癌所見

第3章 報告様式

1. ベセスダシステム
2. 結果による取り扱い（精密検査への案内）

1. ベセスダシステム

　子宮頸部擦過細胞診による子宮頸がん検診は、わが国では老人保健法に基づいて1983（昭和58）年から自治体が主体となって行う健康増進法の枠組みで行われてきた。がん検診としての有効性に相応のエビデンスを持つ細胞診による子宮頸がん検診の精度管理のためには、子宮頸部擦過細胞診の報告様式についての理解は必須である。
　2001（平成13）年に大幅に改訂されたベセスダシステムは、現在世界の標準様式となっている子宮頸部擦過細胞診報告様式（Reporting system for cervical cytology）である。ベセスダシステムでは、標本の種類（標本作製法（直接塗抹法か液状処理法）と細胞採取器具）、標本の適否、細胞診判定／結果（推定病変を記述的に記載）を記載する。標本の適正・不適正を評価し、細胞診判定の精度管理を向上させること、クラス分類のような数値データではなく、推定病変を記述的に記載することにより、臨床医に正しい情報を伝えることなどを目的としている。子宮頸がん検診、細胞診の分野も、子宮頸がんの発がんにおけるHPVの関与のエビデンスを取り入れ、国際基準に合致したterminologyに統一していくことは必然の流れと考えられる。

1-1 ベセスダ分類の実際

1) 標本の種類（Specimen Type）
　まず、細胞診標本の作製法を記載する。標本作製法の記載項目には、従来法（直接塗抹法）と液状化検体法（液状処理法）、あるいはその他、がある。さらに、使用した細胞採取器具（ヘラ、サイトピック、サーベックスブラシなど）を明示する。

2) 検体の適正・不適正の評価（Specimen Adequacy）
　ベセスダシステムによる細胞診の判定においては、まずその診断に大きく影響する標本の状態を適正・不適正と評価して、適正とされた検体のみについて判定を行うこととしている。これは誤った判定を防ぐ意味でも、臨床医の検体採取の手技や標本作製の技術レベルを一定以上に保つ意味でも重要である。また、不適正検体と判断された場合は、検体採取が行われた医療機関で再度、再検査として検体を採取すべきである。

① 適正（Satisfactory）

② 不適正（Unsatisfactory）
　標本不適正（Unsatisfactory for evaluation）には、2つの細区分がある。不適正の場合はその理由が記入される。
a. 検体不採用（Rejected specimen）
　標本ラベルの不適正やスライドガラスの破損、液状検体の漏出などにより標本作製以前に登録

ができず、評価不採用となったもの。
b. 評価に適さず（Fully evaluated、unsatisfactory specimen）
　標本は作製され登録されたが、鏡検によって形態学的評価基準を満たさないと判断された場合。このbについては具体的には、
　　・上皮細胞が少なく評価に適さないもの
　　・不明瞭検体（乾燥や血液の混入などによって細胞診判定が難しいもの）
を不適正検体としている。

・扁平上皮細胞の数（minimum squamous cellularity criteria）
　ベセスダシステムでは、標本上に、鮮明かつ保存状態の良好な扁平上皮細胞（または扁平上皮化生細胞）が、従来法（直接塗抹法）では8,000〜12,000個以上、液状化検体法では5,000個以上であれば適正検体とされる。しかし、子宮頸がんのための放射線療法や化学療法施行後の症例、子宮摘出例、萎縮性変化を伴う閉経後の女性については細胞数が規定数に満たない場合もあり、ベセスダシステムではこれらのケースについては厳格に細胞数の規定を適用しないとされている。標本中の移行帯細胞の存在については、検体の適否の判断には必須ではないが、標本の品質担保の証左となるので、その有無を報告書のSpecimen Adequacyの欄に記載することとされている。

・不明瞭検体
　上皮細胞が何らかの理由で不明瞭な際、扁平上皮細胞の75%以上が不明瞭の場合には、異常な細胞が認められなければ不適正検体として取り扱う。また50〜75%の細胞が不明瞭な場合は、適正という記載に続けて、部分的に不明瞭である（partially obscured）ことを記載する。
　ただし、不適正検体と考えられる標本のなかに意義不明な異型扁平上皮細胞（ASC-US）、異型腺細胞（AGC）、あるいはそれ以上の病変を想定させる細胞が含まれる場合は、標本の質の良悪にかかわらず、不適正とはせず、適正として、異型細胞について判断して報告し、さらに高度の病変の存在も否定できないことを付記する必要がある。

1-2　判定区分

　「ベセスダシステム2001」で用いられる上皮細胞異常に関する細胞診分類を、表3-1に示す。細胞診判定は、ベセスダシステムに準拠した報告様式で報告される。表3-2には、判定結果と略語、英語表記との対応を示す。

1) NILM：negative for intraepithelial lesion or malignancy「陰性」
　細胞診の結果、腫瘍を推定しない場合「陰性（NILM）」と表記される。腫瘍性病変を認めない場合で、HPV感染以外による炎症所見や修復細胞所見はこのカテゴリーに含まれる。正常細胞、微生物（organism）、非腫瘍性細胞変化（non-neoplastic cellular variations）、反応性細胞変化（reactive cellular changes）、子宮摘出後の腺細胞（glandular cell status post-hysterectomy）などがある。

表3-1　The 2001 Bethesda system Epithelial cell abnormalities

Squamous cell	・Atypical squamous cells 　- of undetermined significance (ASC-US) 　- cannot exclude HSIL (ASC-H)
	・Low-grade squamous intraepithelial lesion (LSIL) 　encompassing: HPV/mild dysplasia/CIN1
	・High-grade squamous intraepithelial lesion (HSIL) 　encompassing: moderate and severe dysplasia, CIS/CIN2 and CIN3 　- with features suspicious for invasion
	・Squamous cell carcinoma
Glandular cell	・Atypical 　- endocervical cells (NOS or specify in comments) 　- endometrial cells (NOS or specify in comments) 　- glandular cells (NOS or specify in comments)
	・Atypical 　- endocervical cells, favor neoplastic 　- glandular cells, favor neoplastic
	・Endocervical adenocarcinoma in situ
	・Adenocarcinoma 　- endocervical 　- endometrial 　- extrauterine 　- not otherwise specified (NOS)

扁平上皮系の異常

2）ASC：atypical squamous cells「異型扁平上皮細胞」

・ASC-US：atypical squamous cells of undetermined significance

　意義不明な異型扁平上皮細胞（ASC-US）は、軽度な異型がみられ、軽度扁平上皮内病変（LSIL）が疑われるが、LSILの診断基準を満たさないものを指し、表層細胞の一部に核腫大がみられる（正常の中層扁平上皮細胞の核の約2.5〜3倍）。ASCは全報告の5％以下であることが望まれる[1]。アメリカで行われたASCUS-LSIL Triage Study[2]においては、ASC-USではハイリスクHPVがその50％で検出され、約10〜20％は組織学的に中等度異形成以上の病変と最終診断されている。

・ASC-H：atypical squamous cells cannot exclude HSIL

　高度扁平上皮内病変（HSIL）を除外できない異型扁平上皮（ASC-H）は、中等度異形成以上の高度な病変が疑われるが、断定できない場合の判定区分である。

3）LSIL：low-grade squamous intraepithelial lesion「軽度扁平上皮内病変」

　HPV感染（コイロサイトーシス）ならびに軽度異形成（cervical intraepithelial neoplasia grade1：CIN1）に相当する細胞所見である。

4）HSIL：high-grade squamous intraepithelial lesion「高度扁平上皮内病変」

第3章 報告様式

表3-2 判定結果と略語、英語表記

判定	略語	英語表記
1）陰性	NILM	negative for intraepithelial lesion or malignancy
2）意義不明な異型扁平上皮細胞	ASC-US	atypical squamous cells of undetermined significance
3）HSILを除外できない異型扁平上皮細胞	ASC-H	atypical squamous cells cannot exclude HSIL
4）軽度扁平上皮内病変	LSIL	low-grade squamous intraepithelial lesion
5）高度扁平上皮内病変	HSIL	high-grade squamous intraepithelial lesion
6）扁平上皮癌	SCC	squamous cell carcinoma
7）異型腺細胞	AGC	atypical glandular cells
8）上皮内腺癌	AIS	endocervical adenocarcinoma in situ
9）腺癌	adenocarcinoma	adenocarcinoma
10）その他の悪性腫瘍	other malignant neoplasms	other malignant neoplasms

　中等度異形成、高度異形成、上皮内癌までを含む細胞所見である。HSILの細胞像を例にとり、報告書のサンプルを示す（図3-1）。
　HSILと判断したなかで、異常角化細胞の出現を認めたり、HSILの細胞と壊死性物質などの腫瘍性背景の所見が混在していて、標本上、浸潤癌の可能性を否定できない場合には、「浸潤を疑う所見のあるHSIL（HSIL with features suspicious for invasion）」と表記する。

5）SCC：squamous cell carcinoma「扁平上皮癌」
　ベセスダシステムでは扁平上皮癌を細分類していない。Squamous cell carcinomaの報告書の一例を図3-2に示す。

腺系の異常

6）AGC：atypical glandular cells「異型腺細胞」
　腺細胞に異型はあるが上皮内腺癌（endocervical adenocarcinoma in situ：AIS）とするには異型が弱いもの、あるいは腺癌を疑うが断定できないものの両方が含まれる判定区分である。異型腺細胞は由来する部位によって臨床的意義や症例の管理法が異なるため、できるかぎり内頸部（endocervical）か子宮内膜（endometrial）かという由来を区別する。区別できない場合には、一般的な異型腺細胞（atypical glandular cells：AGC）という名称を用いる。
　異型内頸部腺細胞（atypical endocervical cells）と異型内膜腺細胞（atypical glandular cells）は、さらに腫瘍性を示唆する異型腺細胞（favor neoplastic）かどうか細分類される。もしその判断ができない所見の場合は、特定不能な異型腺細胞（not otherwise specified：NOS）に分類される。内膜腺細胞（atypical endometrial cells）は、その評価の困難さから、favor neoplasticとNOSの細分類はしない。以上の細分類を列挙すると、以下のようになる。

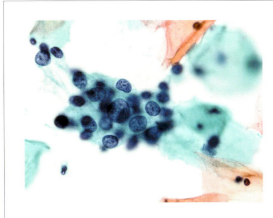

標本の種類：従来法(直接塗抹法)
標本の適否：適正
細胞診判定：HSIL
コメント：高度異形成(CIN3)を想定する。
　　　　　コルポスコピー・組織診による精密検査を行う。

図3-1

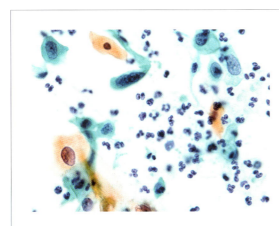

標本の種類：従来法(直接塗抹法)
標本の適否：適正
細胞診判定：SCC
コメント：多形性を示す異型扁平上皮細胞を認める。
　　　　　扁平上皮癌が疑われる。
　　　　　ただちに精密検査を行う。

図3-2

- atypical endocervical cells（NOS or specify in comments）
- atypical endometrial cells（NOS or specify in comments）
- atypical glandular cells（NOS or specify in comments）
- atypical endocervical cells, favor neoplastic
- atypical glandular cells, favor neoplastic

7）AIS：endocervical adenocarcinoma in situ「上皮内腺癌」
高度の内頸部腺病変であるが、間質浸潤を欠く内頸部腺癌の所見。

8）Adenocarcinoma「腺癌」
細胞像はAISの所見に重なるが、加えて浸潤を示す腺癌の所見がみられる。
以下に分類される。
- endocervical（内頸部の腺癌）
- endometrial（子宮内膜の腺癌）
- extrauterine（子宮以外の腺癌）
- not otherwise specified（NOS）（特定不能の腺癌）

Endocervical adenocarcinomaの細胞像の報告書の例を図3-3に示す。

9) Other malignant neoplasms「その他の悪性腫瘍」

その他の悪性腫瘍。扁平上皮癌、腺癌以外のまれな子宮原発の悪性腫瘍や、他臓器原発の子宮頸部転移などがこの診断区分に含まれる。

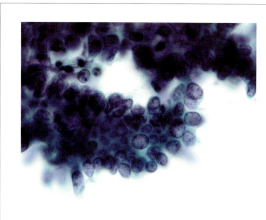

標本の種類：従来法（直接塗抹法）
標本の適否：適正
細胞診判定：Endocervical adenocarcinoma
コメント：粘液を有し柵状配列を示す異型頸管腺細胞集塊を認める。頸部腺癌を考える。ただちに精密検査を行う。

図3-3

1-3 わが国におけるベセスダシステム導入の経緯

わが国で以前使用されていた子宮頸部擦過細胞診の報告様式は、パパニコロウによって1941（昭和16）年に提唱されたクラス分類を一部改変した日母（旧日本母性保護医協会、現日本産婦人科医会）クラス分類であった。この日母クラス分類は、細胞診の判定だけでなく、臨床的な診断基準を示したことが特徴であり、数値化に馴染まない形態学をあえてクラスⅠ、クラスⅡ、クラスⅢ、クラスⅣ、クラスⅤという数値で判定していた。この数値化分類は、臨床医や行政にとっては利便性が高かったため、わが国では長きにわたって使用されてきた経緯がある。

一方、海外の多くの地域では、1988（昭和63）年にアメリカのベセスダ（Bethesda）にあるアメリカ国立保健研究所（National Institute of Health：NIH）で開催された会議で提唱された子宮頸部擦過細胞診報告様式（Reporting system for cervical cytology）＝「ベセスダシステム」に基づいた報告様式が使用されていた。クラス分類は、各地域、各施設で独自の変更を加えたためにその判定の解釈に統一性が保たれなくなってきたことや、異型扁平上皮細胞や腺系病変への対応が困難などの問題があったためである。ベセスダシステムは細胞診判定を行う専門家の合意のもとに作成され、その評価の検討のうえすでに3度の改訂がなされている[3]。

ベセスダシステムの特徴は、
① 検体の適正・不適正を判断して記載する、
② パパニコロウ分類を廃止し、ベセスダシステムが推奨する推定病変名を記述する、
③ 記述される推定診断名には、HPV感染とそれに基づく病変の進展に関する研究の知見を反映

させる、
ことである。さらにこのベセスダシステムによる報告は、診断ではなく医学的コンサルテーションと位置づけられている。このことは、臨床家が報告書の記載内容を十分に理解し、それを臨床的判断に活用することを容認していることを意味する。

わが国における健康増進事業としての子宮頸がん検診においては、細胞診の結果報告様式として2008（平成20）年度実施検診からベセスダシステムでの報告がみられ始め、2014（平成26）年度実施検診からベセスダシステムによる報告に統一されている。

参考文献
1) Kurman RJ, Henson DE, et al.: Interim guidelines for management of abnormal cervical cytology. The 1992 National Cancer Institute Workshop. JAMA. 271, 1866-1869, 1994.
2) ASCUS-LSIL Triage Study (ALTS) Group.: Results of a randomized trial on the management of cytology interpretations of atypical squamous cells of undetermined significance. Am J Obstet Gynecol. 188, 1383-1392, 2003.
3) Nayar R, Wilbur D.C., et al.: The Bethesda System for Reporting Cervical Cytology. Definitions, Criteria, and Explanatory Notes. 3rd Springer, 2015.

2. 結果による取り扱い（精密検査への案内）

地域住民検診では細胞診に異常があった場合はすべて要精密検査と判定される。経過観察や再検査という表現は用いていない（表3-3）。

2-1 NILM

上皮細胞異常がない検体である。腫瘍性病変は否定される。したがって、精密検査への案内は必要ない。しかし、カンジダ、トリコモナスなどの微生物が指摘されることがあり、その場合は腟炎治療の一助となる。

2-2 扁平上皮系異常

① ASC-US
ハイリスクHPV-DNAの有無を検査することが推奨される。ハイリスクHPV-DNA陽性の場合は、コルポスコピーと狙い組織診を行う。ハイリスクHPV-DNA陰性の場合は、年1回の細胞診を指示する。HPV-DNA検査を行わない場合には、6か月後、12か月後の反復細胞診検査を行う。また、HPV-DNA検査を行わず、コルポスコープによる精密検査も許容される。HPV-DNA検査

の詳細は第4章2（83頁）に譲る。

② ASC-H

HSILを疑うが、HSILの基準を満たさない細胞の出現を認め、HSILの危険性を回避できない場合の細胞診判定であるため、ただちにコルポスコピーと狙い組織診の対象となる。

③ LSIL、HSIL、SCC

ただちにコルポスコピーと狙い組織診を行う。

2-3 腺系異常

① AGC

コルポスコープにより子宮腟部病変を検査し必要に応じて狙い組織診を行う。さらに、頸管内細胞診、内膜細胞診（組織生検も可）により病変の検索に努める。付属器病変からの細胞診異常、他臓器原発のがんの可能性もあることを考慮する。

② AIS

コルポスコピーと生検組織診を行う。頸管内と内膜の細胞診または組織診も必要な場合がある。

③ Adenocarcinoma

コルポスコピーと生検組織診を行う。頸管内と内膜の細胞診または組織診も必要な場合がある。

表3-3 細胞診の結果による取り扱い

細胞診結果	対応
NILM	定期検診
扁平上皮系の異常	
ASC-US	① HPV-DNA検査、② 6か月後、12か月後の反復細胞診、③ コルポスコープによる精密検査
ASC-H	コルポスコピーと狙い組織診
LSIL	コルポスコピーと狙い組織診
HSIL	コルポスコピーと狙い組織診
SCC	コルポスコピーと狙い組織診
腺系の異常	
AGC	コルポスコピーと狙い組織診、頸管内と内膜の細胞診または組織診、骨盤内精査
AIS	コルポスコピーと狙い組織診、頸管内と内膜の細胞診または組織診
Adenocarcinoma	コルポスコピーと狙い組織診、頸管内と内膜の細胞診または組織診
その他の悪性腫瘍	
Other malignant neoplasms	悪性病変の検索

腺系の細胞診異常があり、腫瘍性病変が疑われるが生検で診断がつかない場合には、確定診断のため子宮頸部円錐切除術による診断も考慮する。病変の有無を同定するのにMRIが有用なことがある。

2-4 Other malignant neoplasms

　子宮原発の神経内分泌腫瘍、すりガラス細胞癌、胃型粘液性癌、癌肉腫など、あるいは子宮外からの転移性腫瘍の検索を行う。

第4章 精密検査

1. 精密検査とコルポスコピー
2. HPV検査

1. 精密検査とコルポスコピー

　子宮頸部擦過細胞診（子宮頸がん検診）で異常と判定された場合、精密検査が必要となる。すなわち、細胞診でASC-US（HPVハイリスク陽性）・ASC-H・LSIL・HSIL・SCC・AGC・AIS・Adenocarcinoma・Other malignant neoplasmsの判定はすべてコルポスコピー・生検（狙い組織診）が要求され、組織診による確定診断が必要とされる。コルポスコピーを有意義に活用するためには十分な修練を積むことが肝要で、専門家に委ねることが望ましい。コルポスコピーの詳細は成書に譲り、ここでは基本的な手技・原理、代表的な所見を記載する。

1-1　コルポスコピーの目的

① 子宮頸部病変の局在と広がりの把握
② 生検部位の設定
③ 病変の推定診断
④ 上皮内病変の追跡観察
⑤ 浸潤癌での浸潤深度の推定と広がりの把握

などがあるが、精密検査では①、②が重要である。

1-2　コルポスコピーの所見・分類

　所見および分類は別紙に示す『改訂コルポスコピー所見分類：日本婦人科腫瘍学会 2014』を用いる（表4-1）。

1-3　コルポスコピーの基本的手技

① 婦人科診察と同様に内診台を用い砕石位で行う。
② 光反射を避けるため黒色コーティング腟鏡を用いることが望ましい。
③ 腟鏡を挿入し、子宮頸部（腟部）を露出する。
④ 子宮頸部（腟部）の大きさ・形状・分泌物を観察する。
⑤ 綿球で粘液を拭い去り頸部（腟部）を観察する：単純診（図4-1）。
　　子宮腟部びらんの状態・血管の走行などを観察する：グリーンフィルター（図4-2）。
⑥ 酢酸（3〜5％）を浸した綿球を子宮腟部にあて酢酸加工後の所見を検索する：加工診（図4-3、4-4）。

第4章 精密検査

表4-1 『改訂コルポスコピースタンダードアトラス：公益社団法人日本婦人科腫瘍学会 2014』

A) 総合評価　General assessment	**GA**
1. 観察可　観察不可（理由：炎症、出血、瘢痕など）	
Adequate or inadequate for the reason（inflammation, bleeding, scar, etc）	ADE or INA
2. 扁平円柱境界　Squamocolumnar junction	SJC
可視　Completely visible	V1
部分的可視　Partially visible	V2
不可視　Not visible	V3
3. 移行帯　Transformation zone	TZ
1型　Type 1	TZ1
2型　Type 2	TZ2
3型　Type 3	TZ3
B) 正常所見　Normal colposcopic findings	**NCF**
1. 扁平上皮　Original squamous epithelium	S
2. 円柱上皮　Columnar epithelium	C
3. 化生上皮　Metaplastic squamous epithelium	T
ナボット卵　Nabothian cysts	N
腺開口　Gland openings	Go
C) 異常所見　Abnormal colposcopic findings	**ACF**
1. 概観　General principles	
病変の部位：移行帯（内、外）（　　時方向）	
Location of the lesion: inside or outside the transformation zone（clock position）	
病変の大きさ：子宮腟部占拠率（　　%）	
Size of the lesion: percentage of cervix the lesion covers	
2. 軽度所見　Grade 1（minor）	
白色上皮（軽度）　Thin acetowhite epithelium	W1
モザイク（軽度）　Fine mosaic	M1
赤点斑（軽度）　Fine punctation	P1
不規則・地図状辺縁　Irregular, Geographic border	B1
3. 高度所見　Grade 2（major）	
白色上皮（高度）　Dense acetowhite epithelium	W2
モザイク（高度）　Coarse mosaic	M2
赤点斑（高度）　Coarse punctation	P2
異常腺開口　Abnormal gland openings	aGo
鋭角辺縁、内部境界、尾根状隆起　Sharp border, Inner border, Ridge sign	B2
4. 非特異的所見　Nonspecific findings	
白斑（角化、過角化）　Leukoplakia（keratosis, hyperkeratosis）	L
びらん　Erosion	Er
D) 浸潤癌所見　Suspicious for invasion	**IC**
異型血管　Atypical vessels	aV
付随所見　Additional signs: fragile vessels, irregular surface, exophytic lesion,	
necrosis, ulceration（necrotic）, tumor or gross neoplasm	
E) その他の非癌所見　Miscellaneous findings	**MF**
1. コンジローマ　Condyloma	Con
2. 炎症　Inflammation	Inf
3. 萎縮　Atrophy	Atr
4. ポリープ（頸管外、頸管内）　Polyp（ectocervical or endocervical）	Po
5. 潰瘍　Ulcer	Ul
6. その他　Others	etc

⑦ コルポスコープ下に生検鉗子を用い異常所見部位を生検する：狙い組織診（図4-5）。
⑧ 同時に細胞診を行う場合は酢酸加工前に行う（加工後の細胞変性により判定が困難になるため）。

1）単純診

分泌物の状態、子宮頸部（腟部）の形状を確認したのち、乾綿球をころがすようにして粘液をぬぐい、詳細に観察を行う。綿球で擦らないことが重要である（図4-1）。

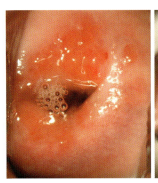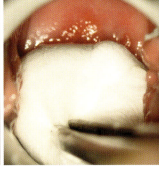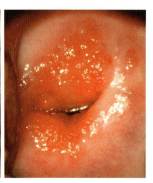

腟分泌物・粘液で詳細な観察が困難である。　乾綿球を表面にあて、ころがすように粘液を除去する。　子宮腟部びらんを中心に観察する。

図4-1　単純診

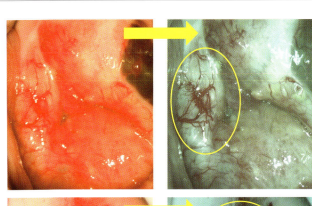

グリーンフィルターの使用で血管像が明瞭になり、血管の走行、状態が観察しやすくなる。

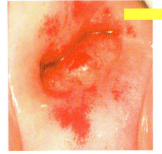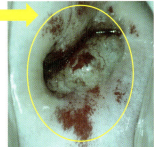

血管走行・出血部位も明瞭となる。

図4-2　グリーンフィルター

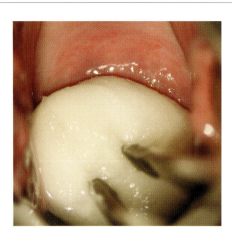

3〜5％酢酸を十分に浸した綿球を子宮腟部に押しあてるようにして酢酸を浸透させる（15〜30秒程度）。

図4-3　酢酸加工診（手技）

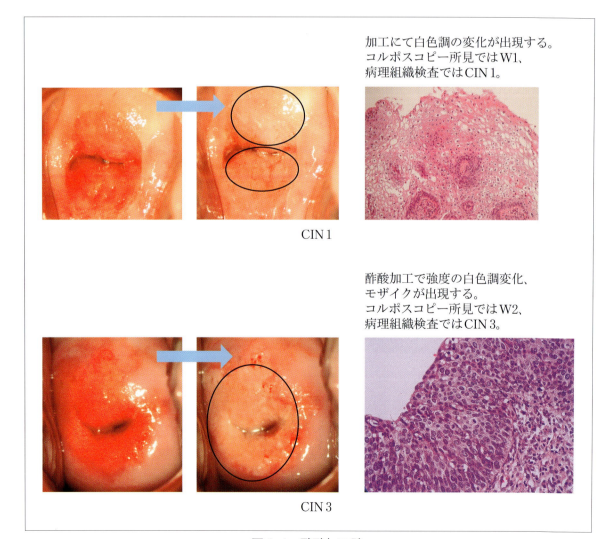

加工にて白色調の変化が出現する。コルポスコピー所見ではW1、病理組織検査ではCIN 1。

CIN 1

酢酸加工で強度の白色調変化、モザイクが出現する。コルポスコピー所見ではW2、病理組織検査ではCIN 3。

CIN 3

図4-4　酢酸加工診

2) グリーンフィルター

血管の走行、形態を観察することは異常所見の検出に重要である。赤色の補色である緑色を利用し、グリーンフィルターを用いることにより血管像が明瞭となる（図4-2）。

3) 酢酸加工

病変部位をより明確にするため酢酸加工を施す。3〜5％酢酸溶液に浸した綿球を約15〜30秒間子宮腟部に押しあてる（図4-3）。主に白色調の可逆的変化が現れる。原理は細胞内のたんぱく質の変化、浸透圧の変化による細胞内脱水、細胞萎縮、血管収縮による血流の変化などが考えられている。異型細胞中のたんぱく質の量や種類、細胞密度の違いなどにより種々の変化が起こる（図4-4）。

4) 狙い組織診（生検）

異常所見を確認の後、所見のなかからもっとも高度病変を推定する部位より数か所（2〜3か所）生検鉗子を用いて組織採取を行う（図4-5）。

採取組織が小さいと正確な病理診断ができず、大きすぎると生検部位からの出血が多く止血困難である。適切な生検がなされた場合は、止血剤散布、タンポンなどによる圧迫で十分であるが、時には電気メス・レーザーによる凝固や縫合が必要なこともある。

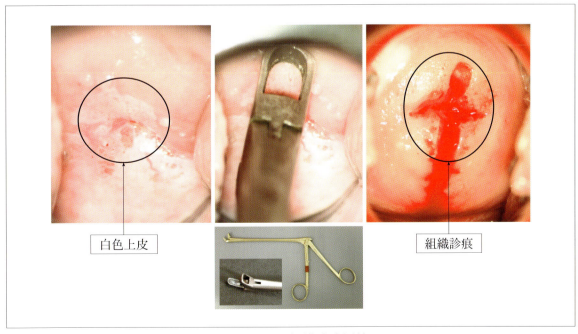

図4-5　狙い組織診（生検）
コルポスコピーで異常所見のある部位を生検鉗子で組織採取を行う。
異常所見の観察と生検部位の選択がコルポスコピーの使命である。

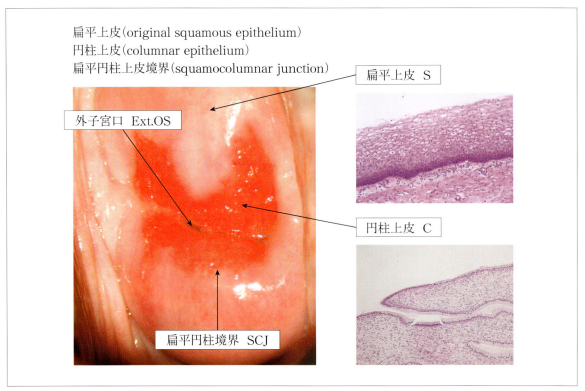

図4-6　正常子宮頸部

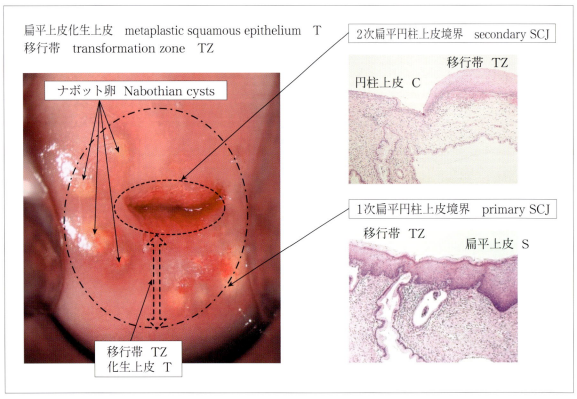

図4-7　正常子宮頸部

1-4 コルポスコピーの代表的な所見と組織診

1) 正常所見（図4-6）

子宮頸部（腟部）は中央に外子宮口（external os）が開口し、扁平上皮（original squamous epithelium）と円柱上皮（columnar epithelium）より構成される。その境界を扁平円柱上皮境界（squamocolumnar junction：SCJ）と称する。

移行帯（transformation zone）（図4-7）
従来のSCJ（primary SCJ）より扁平上皮化生が生じ新たなSCJ（secondary SCJ）が形成される。この部位を移行帯と称し、扁平上皮化生上皮（metaplastic squamous epithelium）がおおう。移行帯にはナボット卵*をはじめ上皮内腫瘍・がんなど種々の病変が存在する。コルポスコピーでもっとも重要な観察領域である。

*　子宮腟部びらんの修復過程において、頸管腺の開口部が閉鎖され、その分泌物が貯留して形成された小胞を指す。

2) 異常所見
① 白色上皮（Acetowhite epithelium）：酢酸加工後、白色調を示す限局性病変（図4-8）。
　軽度所見（Thin acetowhite epithelium　W1）……酢酸加工後、速やかに出現し消失も早い。
　　扁平上皮化生や軽度病変が存在することが多い。

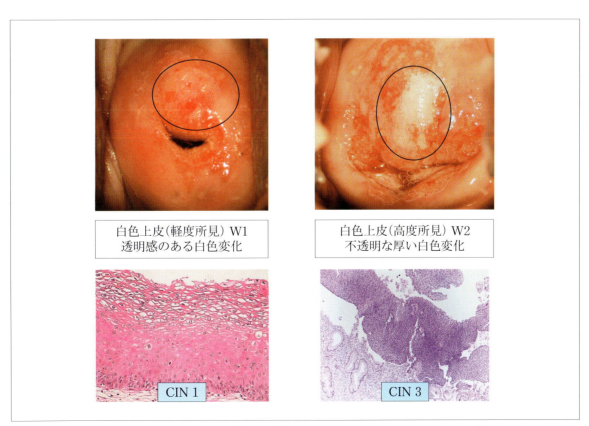

図4-8　異常所見　白色上皮（Acetowhite epithelium　W1・W2）

高度所見（Dense acetowhite epithelium　W2）……酢酸加工後、緩やかに出現し、消失に時間を要する。CIN3などの高度病変が存在する。

a. 不規則・地図状辺縁　（Irregular, Geographic border）（B1）（図4-9）
　白色上皮の辺縁が不規則で地図状の形態を示す。軽度扁平上皮内病変を示唆する所見である。

b. 鋭角辺縁（Sharp border）・内部境界（Inner border）・尾根状隆起（Ridge sign）（B2）（図4-10）
　鋭角辺縁：白色上皮（高度所見）と正常所見の境界が明瞭であるもの。
　内部境界：薄い白色上皮（軽度所見）のなかに厚い白色上皮（高度所見）が形成され、その境界線が明瞭に観察されるもの。
　尾根状隆起：白色上皮（高度所見）と正常円柱上皮との境界が盛り上がって尾根状に観察されるもの。
　いずれの所見も高度上皮内病変を示唆する所見である。

② モザイク（Mosaic）：酢酸加工後、モザイク模様を示す限局性病変である（図4-11）。
　軽度所見（Fine mosaic　M1）……小型の均一な網目状構造で、軽度病変の存在する可能性を示唆する所見である。
　高度所見（Coarse mosaic　M2）……大型のモザイク構造を示し大小不同の形態を示す、より高度な病変の存在を示唆する所見である。

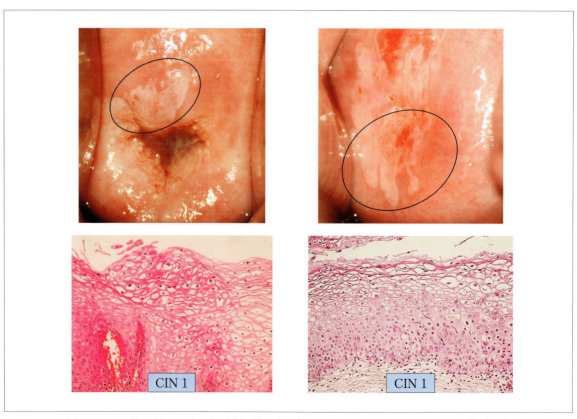

図4-9　異常所見　不規則・地図状辺縁（Irregular, Geographic border）（B1）

1. 精密検査とコルポスコピー

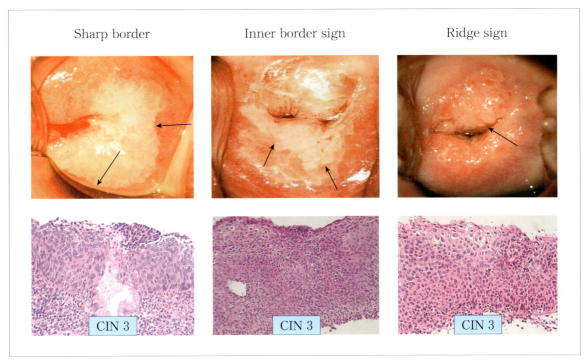

図4-10　異常所見　鋭角辺縁（Sharp border）・内部境界（Inner border sign）・尾根状隆起（Ridge sign）（B2）

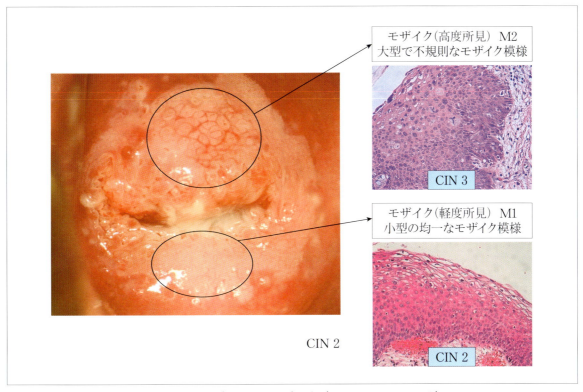

図4-11　異常所見　モザイク（Mosaic　M1・M2）

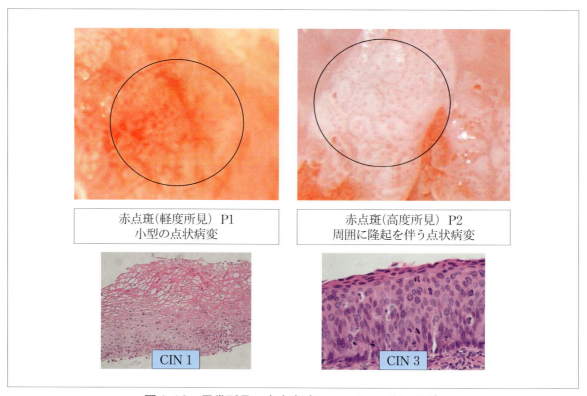

図4-12　異常所見　赤点斑（Punctation　P1・P2）

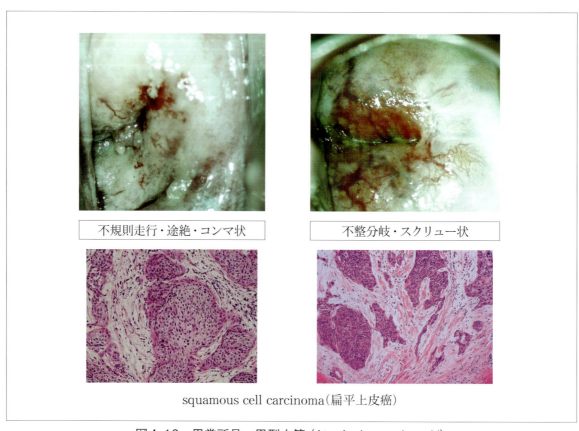

図4-13　異常所見　異型血管（Atypical vessels　aV）

③ 赤点斑（Punctation）：酢酸加工後、毛細血管が点状にみえる限局性病変である（図4-12）。
軽度所見（Fine punctation　P1）……大きさのそろった小型の赤点で、各赤点間距離は比較的規則正しい。
高度所見（Coarse punctation　P2）……赤点は大小不同を示し、周囲が隆起してみえる。

3) 浸潤癌所見（Suspicious for invasion；IC）
異型血管：Atypical vessels（aV）（図4-13）
浸潤癌を強く疑う所見で、不規則走行、不整拡張、途絶等を示し、樹根状・コンマ状・スクリュー状などと表現される。

　以上、コルポスコピーの基本的な手技と代表的な所見を提示したが、コルポスコピーは組織診を含め、治療方針が決定されるきわめて重要な検査である。故に、十分な経験を積んだ産婦人科医による詳細な観察と適切な部位からの組織採取が肝要である。
（病理組織検閲：堺市立総合医療センター病理診断科　棟方 哲、明和病院病理診断科　覚野綾子）

参考文献
1) 公益社団法人日本婦人科腫瘍学会編：改訂コルポスコピースタンダードアトラス：日本婦人科腫瘍学会, 中外医学社, 2014.
2) 植田政嗣：動画で学ぶコルポスコピー―新分類への対応―, 中外医学社, 2016.
3) 日本産科婦人科学会・日本病理学会・日本医学放射線学会・日本放射線腫瘍学会編：子宮頸癌取扱い規約, 金原出版, 2017.
4) 日本産科婦人科学会・日本産婦人科医会 編集・監修：産婦人科診療ガイドライン 婦人科外来編, 日本産科婦人科学会事務局, 2017.

2. HPV検査

2-1 精密検査におけるHPV検査

　わが国では、細胞診ASC-USに対して行うHPV核酸検出およびHPV簡易ジェノタイプ判定（保険点数：360点）と、組織学的に診断されたCIN1/2に対するHPVジェノタイプ判定が保険適用（保険点数：2,000点）となっている（施設基準、届け出必要あり）。さらに、2018（平成30）年4月からは、子宮頸部円錐切除術後および子宮頸部摘出術後の症例に対し、HPV核酸検出およびHPV簡易ジェノタイプ判定が新たに保険適用となった。
　ASC-USをHPV検査でトリアージする妥当性は数多くの報告がある。ASC-USでHPV陰性だった場合は2年以内にCIN3以上が見つかるリスクは1.4%で、細胞診陰性だった場合とほぼ同等であるが[1]、HPV陽性の場合はCIN2以上の疾病存在絶対リスクが14%で、細胞診単独検査時のLSILとほぼ同等のリスクであるとされている[2]。よって、細胞診ASC-USをHPV検査でトリアージす

ることにより、不必要なコルポスコピーを半減することができ、なおかつCIN3以上を検出する感度をただちにコルポスコピーを行ったときと同等に保つことができると考えられている[3]。

　組織学的に診断されたCIN1/2はその多くが自然消退するが、ハイリスクHPVのうちHPV16、18、31、33、35、52、58型はCIN3への進展リスクが高く[4]、自然消退しにくい[5]。HPV45型はわが国では検出頻度は低いが、海外では子宮頸がんからの検出頻度が高いためHPV16、18、31、33、35、52、58型と同等に扱うべきとされる。よって、HPV16、18、31、33、35、45、52、58型の8タイプのいずれかが陽性のCIN1/2症例と、それ以外のCIN1/2症例では、区別して管理することが勧められている。このようにCIN1/2の症例に対して、HPVジェノタイピングを行うことは臨床上、受診間隔や治療方針を決定するうえで有用といえる。また、子宮頸部円錐切除術後症例および子宮頸部摘出術後にも細胞診フォローに加えHPV簡易ジェノタイプ判定が保険適用となったことから、再発リスク症例の抽出や受診間隔決定などに用いることができるようになった。

2-2　HPV検査の種類と特徴

　HPV検査にはさまざまな種類があるが、ハイリスクHPVを群として検出するグループ検査とHPV型を個別に判定するタイピング検査の2種類に大別される。わが国で承認・販売されているHPV検査薬は、グループ検査としてHCⅡ、コバスHPV、アプティマHPV、アキュジーン®m-HPV、Onclarity HPVキット、タイピング検査ではクリニチップHPV、MEBGEN™ HPVキットがある（表4-1、4-2）。以下に検査の概略を説明する。

グループ検査（HPV一括）
1）HCⅡ
　13種類のハイリスクHPVグループ（16、18、31、33、35、39、45、51、52、56、58、59、68型）を一括で検出する検査法である。RNAプローブを検体中のHPV-DNAとハイブリダイズさせ生成したDNA/RNAハイブリッドを特異的抗体を用いて捕捉するイムノアッセイ法を利用した検査である。HCⅡのカットオフ値は、多くの臨床研究によってCIN2以上の病変発見に対する感度・特異度のバランスが最適となる基準であることが検証されている。大規模スタディによる検診集団における有効性が検証されていることから、HCⅡは子宮頸がん検診においてHPV検査キット国際ガイドライン[6]（Meijers criteria）で標準法と位置づけられている。

2）コバスHPV
　コバスHPVは増幅検出にリアルタイムPCR法を採用し、がんへの進展リスクがより高いHPV16型および18型のDNAの同定と、その他の高リスク型HPV12種（31、33、35、39、45、51、52、56、58、59、66、68型）のDNAの一括検出が同時に行える。HPVゲノム内のL1領域をPCR増幅する。

3）アプティマHPV
　E6/E7遺伝子のmRNAを抽出対象としているのが特徴で、DNAを抽出対象としている従来の検

表4-1　HPV核酸検出、HPV核酸検出（簡易ジェノタイプ判定）（360点）

販売名	HPV DNA「キアゲン」HC II	コバス4800・6800/8800システムHPV	アプティマHPV	アキュジーン® m-HPV	BD Onclarity™ HPVキット
製造販売元	株式会社キアゲン	ロシュ・ダイアグノスティックス株式会社	ホロジックジャパン株式会社	アボットジャパン株式会社	日本ベクトン・ディッキンソン株式会社
測定方法	ハイブリッドキャプチャー法	リアルタイムPCR法	TMA法	リアルタイムPCR法	リアルタイムPCR法
検体の種類	専用検体採取キットまたはLBC検体 / シュアパスシンプレップセルプレップ	専用検体採取キットまたはLBC検体 / シュアパスシンプレップ	婦人科用剥離子 / シュアパスシンプレップ	専用検体採取キットまたはLBC検体 / シュアパスシンプレップ	LBC検体 / シュアパスシンプレップ
検出対象HPV型	ハイリスクHPV 13種類	ハイリスクHPV 14種類	ハイリスクHPV 14種類	ハイリスクHPV 14種類	ハイリスクHPV 14種類
判定型種	一括	16、18型、その他	一括	16、18型、その他	16、18、31、45、51、52、33/58、35/39/68、56/59/66型
対象遺伝子領域	HPV遺伝子全域	L1遺伝子	E6/E7 mRNA	L1遺伝子	E6/E7 DNA
内部コントロール	×	○	×	○	○

表4-2　HPVジェノタイプ判定（2,000点）

販売名	クリニチップ®HPV	MEBGEN™ HPVキット
製造販売元	積水メディカル株式会社	株式会社医学生物学研究所
測定方法	LAMP法 電流検出型DNAチップ法	Luminex®法

査法に比べてCIN2以上の病変に対する特異度が高いとされる。これはE6/E7遺伝子の転写産物が産生されていない、単なるHPV感染細胞などが除外されるためと考えられている。

4）アキュジーン®m-HPV

リアルタイムPCR法による増幅および核酸ハイブリダイゼーションを用いて、検体中の14種類のハイリスクHPV（16、18、31、33、35、39、45、51、52、56、58、59、66、68型）のHPV-DNAを検出するキット。HPV16型および18型はジェノタイピングができる。コバス同様、L1領域をPCR増幅する。

5）BD Onclarity™（オンクラリティ）HPVキット

BD Onclarity™（オンクラリティ）HPVキットは、HPV遺伝子のE6/E7領域をターゲットとし、

リアルタイムPCR法を用いて14種類の高リスク型HPVのうち、HPV16、18、45、31、51型およびHPV52型を個別判別し、HPV33/58型、HPV56/59/66型およびHPV35/39/68型のグループでの判別が可能な第3世代のHPV遺伝子検査キットである。

タイピング検査
1) クリニチップ®HPV

クリニチップ®HPVは体外診断薬として最初に承認されたHPVジェノタイプ判定試薬である。LAMP法とDNAチップ法によりHCII法に一致した同種のハイリスクHPVのタイピング検査ができる。13種類のプライマーを用いてLAMP増幅法により増幅する。HPVタイプに特異的なプライマーおよびプローブを使用しているので特異度が高い。

タイピング検査
2) MEBGEN™ HPVキット

クリニチップ®HPVと同様、13種類のハイリスクHPVのタイピングができる。遺伝子特異的なマルチプレックスPCRと蛍光ビーズによるxMAP技術を組み合わせた、Luminexシステムが用いられている。PCR増幅産物・蛍光ビーズ複合体の蛍光検出を行い判定する。各HPV型に対して検出感度が一定であるなどの特徴がある。

参考文献
1) Safaeian M, Solomon D, et al.: Risk of precancer and follow-up management strategies for women with human papillomavirus-negative atypical squamous cells of undetermined significance. Obstet Gynecol. 109, 1325-1331, 2007.
2) ASCUS-LSIL Triage Study(ALTS)Group: A randomized trial on the management of low-grade squamous intraepithelial lesion cytology interpretations. Am J Obstet Gynecol. 188, 1393-1400, 2003.
3) ASCUS-LSIL Triage Study(ALTS)Group: Results of a randomized trial on the management of cytology interpretations of atypical squamous cells of undetermined significance. Am J Obstet Gynecol. 188, 1383-1392, 2003.
4) Yokoyama M, Iwasaka T, et al.: Prognostic factors associated with the clinical outcome of cervical intraepithelial neoplasia: a cohort study in Japan. Cancer Lett. 192, 171-179, 2003.
5) Matsumoto K, Oki A, et al.: Predicting the progression of cervical precursor lesions by human papillomavirus genotyping: a prospective cohort study. Int J Cancer. 128, 2898-2910, 2011.
6) Meijer CJ, Berkhof J, et al.: Guidelines for human papillomavirus DNA test requirements for primary cervical cancer screening in women 30 years and older. Int J Cancer. 124, 516-520. 2009.

付記資料

資料1　仕様書に明記すべき必要最低限の精度管理項目

資料2　子宮頸がん検診のためのチェックリスト（検診実施機関用）
　　　　－集団検診・個別検診（2017年3月）

資料3　子宮頸がん検診のためのチェックリスト（市区町村用）
　　　　－集団検診・個別検診（2016年4月）

資料4　子宮頸がん検診のためのチェックリスト（都道府県用）

出典：今後の我が国におけるがん検診事業評価の在り方について 報告書，
　　　厚生労働省，平成20年3月．
　　　　https://www.mhlw.go.jp/shingi/2008/03/s0301-4.html

資料1　仕様書に明記すべき必要最低限の精度管理項目

1. 検査の精度管理

■検診項目
- ☐ 検診項目は、医師による子宮頸部の検体採取による細胞診のほか、問診、視診とする。

■問　診
- ☐ 問診は、妊娠および分娩歴、月経の状況、不正性器出血等の症状の有無、過去の検診受診状況等を聴取する。
- ☐ 問診のうえ、症状（体癌の症状を含む）のある者には、適切な医療機関への受診勧奨を行う。

■視　診
- ☐ 視診は腟鏡を挿入し、子宮頸部の状況を観察する。

■子宮頸部細胞診検体採取（検診機関での精度管理）
- ☐ 細胞診の方法（従来法／液状検体法、採取器具）を明らかにする。
- ☐ 細胞診は、直視下に子宮頸部および腟部表面の全面擦過により細胞を採取し、迅速に処理※する。
  - ※ 採取した細胞は直ちにスライドガラスに塗抹して速やかに固定すること。または、直ちに液状検体細胞診用の保存液ボトル内に撹拌懸濁し固定すること。
- ☐ 細胞診の業務（細胞診の判定も含む）を外部に委託する場合は、その委託機関（施設名）を明らかにする。
- ☐ 検体が不適正との判定を受けた場合は、当該検診機関で再度検体採取を行う※。
  - ※ 不適正例があった場合は必ず再度検体採取を行うこと。また不適正例が無い場合でも、再度検体採取を行う体制を有すること。
- ☐ 検体が不適正との判定を受けた場合は、当該検診機関でその原因等を検討し、対策を講じる※。
  - ※ 不適正例があった場合は必ず原因を検討し対策を講じること。また不適正例が無い場合でも、対策を講じる体制を有すること。
- ☐ 問診記録、検診結果は少なくとも5年間は保存する。

■子宮頸部細胞診判定（細胞診判定施設での精度管理）

　解　説：細胞診判定を外注している場合は、外注先施設の状況を確認すること。
- ☐ 細胞診判定施設は、公益社団法人日本臨床細胞学会の施設認定を受ける。もしくは、公益社団法人日本臨床細胞学会の認定を受けた細胞診専門医と細胞検査士が連携して検査を行う[注1]。
- ☐ 細胞診陰性と判断された検体は、その10％以上について、再スクリーニングを行う[注1]。または再スクリーニング施行率を報告する※。
  - ※ 自治体、医師会等から再スクリーニング施行率の報告を求められた場合に報告できればよい。また公益社団法人日本臨床細胞診学会の認定施設においては、再スクリーニング施行率を学会に報告すること。
- ☐ 細胞診結果の報告には、ベセスダシステム[注2]を用いる。
- ☐ すべての子宮頸がん検診標本の状態について、ベセスダシステムの基準に基づいて適正・不適正のいずれかに分類し、細胞診結果に明記する※。
  - ※ 必ずすべての標本について実施すること。一部でも実施しない場合は不適切である。
- ☐ 癌発見例は、過去の細胞所見の見直しを行う※。
  - ※ 癌発見例については必ず見直すこと。また癌発見例が無い場合でも、少なくとも見直す体制を有すること。
- ☐ 標本は少なくとも5年間は保存する。

■受診者への説明
解　説：
① 下記の6項目を記載した資料を、受診者全員に個別に配布する（ポスターや問診票など持ち帰れない資料や口頭説明のみは不可とする）。
② 資料は基本的に受診時に配布する※。
　※ 市区町村等が受診勧奨時に資料を配布する場合もある。その場合は資料内容をあらかじめ確認し、下記の6項目が含まれている場合は、検診機関からの配布を省いてもよい。
☐ 検査結果は「精密検査不要」「要精密検査」のいずれかの区分で報告されることを説明し、要精密検査となった場合には、必ず精密検査を受ける必要があることを明確に説明する。
☐ 精密検査の方法について説明する（精密検査としては、検診結果に基づいてコルポスコープ下の組織診や細胞診、HPV検査などを組み合わせたものを実施すること、およびこれらの検査の概要など）。
☐ 精密検査結果は市区町村等へ報告すること、また他の医療機関に精密検査を依頼した場合は、検診機関がその結果を共有することを説明する※。
　※ 精密検査結果は、個人の同意がなくても、市区町村や検診機関に対して提供できる（個人情報保護法の例外事項として認められている）。
☐ 検診の有効性（細胞診による子宮頸がん検診は、子宮頸がんの死亡率・罹患率を減少させること）に加えて、がん検診で必ず癌を見つけられるわけではないこと（偽陰性）、癌がなくてもがん検診の結果が「陽性」となる場合もあること（偽陽性）など、がん検診の欠点について説明する。
☐ 検診受診の継続（隔年）が重要であること、また、症状がある場合は医療機関の受診が重要であることを説明する。
☐ 子宮頸がんの罹患は、わが国の女性の癌のなかで比較的多く（2011年、5位）、また近年増加傾向にあることなどを説明する。

2. システムとしての精度管理
解　説：検診機関が単独で実施できない項目については、関係機関と連携して実施する。
☐ 受診者への結果の通知・説明、またはそのための市区町村への結果報告は、遅くとも検診受診後4週間以内に行う。
☐ 精密検査方法および、精密検査（治療）結果※（精密検査の際に行った組織診やコルポ診、細胞診、HPV検査の結果などや、手術によって判明した組織診断や臨床進行期のこと）について、市区町村や医師会から求められた項目の積極的な把握に努める。
　※ 精密検査（治療）結果は地域保健・健康増進事業報告に必要な情報を指す。
☐ 診断・判定の精度向上のための症例検討会や委員会（自施設以外の子宮頸がん専門家あるいは細胞診専門医※を交えた会）等を設置する。もしくは、市区町村や医師会等が設置した症例検討会や委員会等に参加する。
　※ 当該検診機関に雇用されていない子宮頸がん検診専門家あるいは細胞診専門医

3. 事業評価に関する検討
解　説：検診機関が単独で実施できない項目については、関係機関と連携して実施する。
☐ チェックリストやプロセス指標などに基づく検討を実施する。
☐ がん検診の結果およびそれにかかわる情報※について、市区町村や医師会等から求められた項目をすべて報告する。
　※「がん検診の結果およびそれにかかわる情報」とは、地域保健・健康増進事業報告に必要な情報を指す。

注1 公益社団法人日本臨床細胞学会 細胞診精度管理ガイドライン参照
注2 ベセスダシステムによる分類：The Bethesda System for Reporting Cervical Cytology second edition およびベセスダシステム2001 アトラス 参照

資料2　子宮頸がん検診のためのチェックリスト（検診実施機関用）
－集団検診・個別検診（2017年3月）

解　説：
① このチェックリストの対象は、委託元市区町村との契約形態にかかわらず、「実際に検診を行う個々の検診機関（医療機関）」である。
② 検診機関が単独で実施できない項目については、関係機関と連携して実施すること。

〔このチェックリストにより調査を行う際の考え方〕
① 基本的には、実際の検診を行う個々の検診機関（医療機関）が回答する。
② 自治体[※]や医師会主導で行っている項目（自治体や医師会しか状況を把握できない項目）については、あらかじめ、自治体や医師会が全検診機関（医療機関）に回答を通知することが望ましい[※※]（ただし医師会等が全項目を統一して行っている場合は、医師会等が一括して回答してもかまわない）。
※ このチェックリストで「自治体」と表記した箇所は、「都道府県もしくは市区町村」と解釈すること（どちらかが実施していればよい）。
※※ 特に個別検診の場合。

1. 受診者への説明

解　説：
① 下記の6項目を記載した資料を、受診者全員に個別に配布すること（ポスターや問診票など持ち帰れない資料や、口頭説明のみは不可とする）。
② 資料は基本的に受診時に配布する[※]。
　※ 市区町村等が受診勧奨時に資料を配布する場合もあるが、その場合は資料内容をあらかじめ確認し、下記の6項目が含まれている場合は、検診機関からの配布を省いてもよい。また、チェックリストによる調査の際は、「実施している」と回答してよい。

(1) 検査結果は「精密検査不要」「要精密検査」のいずれかの区分で報告されることを説明し、要精密検査となった場合には、必ず精密検査を受ける必要があることを明確に説明しているか。
(2) 精密検査の方法について説明しているか（精密検査としては、検診結果に基づいてコルポスコープ下の組織診や細胞診、HPV検査などを組み合わせたものを実施すること、およびこれらの検査の概要など）。
(3) 精密検査結果は市区町村等へ報告すること、また他の医療機関に精密検査を依頼した場合は、検診機関がその結果を共有することを説明しているか[※]。
　※ 精密検査結果は、個人の同意がなくても、市区町村や検診機関に対して提供できる（個人情報保護法の例外事項として認められている）。
(4) 検診の有効性（細胞診による子宮頸がん検診は、子宮頸がんの死亡率・罹患率を減少させること）に加えて、がん検診で必ず癌を見つけられるわけではないこと（偽陰性）、癌がなくてもが

ん検診の結果が「陽性」となる場合もあること（偽陽性）など、がん検診の欠点について説明しているか。
(5) 検診受診の継続（隔年）が重要であること、また、症状がある場合は医療機関の受診が重要であることを説明しているか。
(6) 子宮頸がんの罹患は、わが国の女性の癌のなかで比較的多く（2011年、5位）、また近年増加傾向にあることなどを説明しているか。

2. 検診機関での精度管理

(1) 検診項目は、医師による子宮頸部の検体採取による細胞診のほか、問診、視診を行っているか。
(2) 細胞診の方法（従来法／液状検体法、採取器具）を仕様書※に明記しているか。
　　※ 仕様書とは委託元市区町村との契約時に提出する書類のこと（仕様書以外でも何らかのかたちで委託元市区町村に報告していればよい）。
(3) 細胞診は、直視下に子宮頸部および腟部表面の全面擦過により細胞を採取し、迅速に処理※しているか。
　　※ 採取した細胞は直ちにスライドガラスに塗抹して速やかに固定すること。または、直ちに液状検体細胞診用の保存液ボトル内に撹拌懸濁し固定すること。
(4) 細胞診の業務（細胞診の判定も含む）を外部に委託する場合は、その委託機関（施設名）を仕様書に明記しているか。
(5) 検体が不適正との判定を受けた場合は、当該検診機関で再度検体採取を行っているか※。
　　※ 不適正例があった場合は必ず再度検体採取を行うこと。また不適正例が無い場合でも、再度検体採取を行う体制を有すること。
(6) 検体が不適正との判定を受けた場合は、当該検診機関でその原因等を検討し、対策を講じているか※。
　　※ 不適正例があった場合は必ず原因を検討し対策を講じること。また不適正例が無い場合でも、対策を講じる体制を有すること。
(7) 検診結果は少なくとも5年間は保存しているか。
(8) 問診は、妊娠および分娩歴、月経の状況、不正性器出血等の症状の有無、過去の検診受診状況等を聴取しているか。
(9) 問診のうえ、症状（体癌の症状を含む）のある者には、適切な医療機関への受診勧奨を行っているか。
(10) 問診記録は少なくとも5年間は保存しているか。
(11) 視診は腟鏡を挿入し、子宮頸部の状況を観察しているか。

3. 細胞診判定施設での精度管理

解　説：
① 細胞診判定を外注している場合は、外注先施設の状況を確認すること。
② 自治体や医師会が外注先施設を指定している場合は、自治体や医師会が代表して外注先施設の状況を確認し、各検診機関に通知する形が望ましい。
③ 自治体や医師会が把握していない場合は、検診機関が直接外注先施設に確認すること。
(1) 細胞診判定施設は、公益社団法人日本臨床細胞学会の施設認定を受けているか。もしくは、公益社団法人日本臨床細胞学会の認定を受けた細胞診専門医と細胞検査士が連携して検査を行っているか[注1]。
(2) 細胞診陰性と判断された検体は、その10％以上について、再スクリーニングを行っているか[注1]。または再スクリーニング施行率を報告しているか※。

※ 自治体、医師会等から再スクリーニング施行率の報告を求められた場合に報告できればよい。また公益社団法人日本臨床細胞学会の認定施設においては、再スクリーニング施行率を学会に報告すること。
(3) 細胞診結果の報告には、ベセスダシステム[注2]を用いているか。
(4) すべての子宮頸がん検診標本の状態について、ベセスダシステムの基準に基づいて適正・不適正のいずれかに分類し、細胞診結果に明記しているか※。
※ 必ずすべての標本について実施すること。一部でも実施しない場合は不適切である。
(5) 癌発見例は、過去の細胞所見の見直しを行っているか※。
※ 癌発見例については必ず見直すこと。また、癌発見例が無い場合でも、少なくとも見直す体制を有すること。
(6) 標本は少なくとも5年間は保存しているか。

4. システムとしての精度管理
解　説：
① 検診機関が単独で実施できない項目については、関係機関と連携して実施すること。
② 自治体や医師会主導で実施している項目（自治体や医師会しか状況を把握できない項目）については、あらかじめ自治体や医師会が全検診機関（医療機関）に実施状況を通知することが望ましい※。
※ 特に個別検診の場合。
(1) 受診者への結果の通知・説明、またはそのための市区町村への結果報告は、遅くとも検診受診後4週間以内になされているか。
(2) がん検診の結果およびそれにかかわる情報※について、市区町村や医師会等から求められた項目をすべて報告しているか。もしくはすべて報告されていることを確認しているか。
※ がん検診の結果およびそれにかかわる情報とは、地域保健・健康増進事業報告に必要な情報を指す。
(3) 精密検査方法および、精密検査（治療）結果※（精密検査の際に行った組織診やコルポ診、細胞診、HPV検査の結果などや、手術によって判明した組織診断や臨床進行期のこと）について、市区町村や医師会から求められた項目の積極的な把握に努めているか。
※ 精密検査（治療）結果は地域保健・健康増進事業報告に必要な情報を指す。
(4) 診断・判定の精度向上のための症例検討会や委員会（自施設以外の子宮頸がん専門家あるいは細胞診専門医※を交えた会）等を設置しているか。もしくは、市区町村や医師会等が設置した症例検討会や委員会等に参加しているか。
※ 当該検診機関に雇用されていない子宮頸がん検診専門家あるいは細胞診専門医。
(5) 自施設の検診結果について、要精検率、精検受診率、癌発見率、陽性反応的中度等のプロセス指標値を把握※しているか。
※ 冒頭の解説のとおり、検診機関が単独で算出できない指標値については、自治体等と連携して把握すること。また自治体等が集計した指標値を後から把握することも可である。
(6) プロセス指標値やチェックリストの遵守状況に基づいて、自施設の精度管理状況を評価し、改善に向けた検討を行っているか。また、都道府県の生活習慣病検診等管理指導協議会、市区町村、医師会等から指導・助言等があった場合は、それを参考にして改善に努めているか。

[注1] 公益社団法人日本臨床細胞学会 細胞診精度管理ガイドライン参照
[注2] ベセスダシステムによる分類：The Bethesda System for Reporting Cervical Cytology second editionおよびベセスダシステム2001アトラス 参照

資料3　子宮頸がん検診のためのチェックリスト（市区町村用）－集団検診・個別検診（2016年4月）

> 解　説：
> ① このチェックリストにおける「検診機関」は、委託形態にかかわらず、実際の検診を行う個々の検診機関（医療機関）を指す。
> ② 市区町村が単独で実施できない項目については、関係機関（都道府県、検診機関、医師会等）と連携して行うこと※。
> ③ このチェックリストをもとに調査を行う場合、市区町村が把握できない項目については、関係機関（都道府県、検診機関、医師会等）に確認して回答すること※。
> ※ 特に個別検診の場合。

1. 検診対象者の情報管理
(1) 対象者全員の氏名を記載した名簿※を、住民台帳などに基づいて作成しているか。
　※ 前年度受診者や希望者のみを名簿化するのは不適切である。
(2) 対象者全員に、個別に受診勧奨を行っているか。
(3) 対象者数（推計でも可）を把握しているか。

2. 受診者の情報管理
(1) 個人別の受診（記録）台帳またはデータベースを作成しているか。
(2) 過去5年間の受診歴を記録しているか。

3. 受診者への説明、および要精検者への説明
(1) 受診勧奨時に、「検診実施機関用チェックリスト 1.受診者への説明」が全項目記載された資料を、全員に個別配布しているか※。
　※ 検診機関が資料を作成し、配布している場合：市区町村は資料内容をあらかじめ確認し、全項目が記載されていれば配布を省いてもよい。
(2) 要精検者全員に対し、受診可能な精密検査機関名（医療機関名）※の一覧を提示しているか。
　※ ここで提示する精密検査機関には、可及的に精密検査結果の報告を義務づけること。

4. 受診率の集計
解　説：過去の検診受診歴別とは、初回受診者（初回の定義は過去3年間に受診歴がない者）および非初回受診者の別を指す。
(1)　 受診率を集計しているか。
(1-a) 受診率を年齢5歳階級別に集計しているか。
(1-b) 受診率を検診機関別に集計※しているか。
　※ 受診率算定の分母は市区町村の全対象者数、分子は当該検診機関の受診者数。
(1-c) 受診率を過去の検診受診歴別に集計しているか。

5. 要精検率の集計
解　説：過去の検診受診歴別とは、初回受診者（初回の定義は過去3年間に受診歴がない者）および非初回受診者の別を指す。
(1)　 要精検率を集計しているか。
(1-a) 要精検率を年齢5歳階級別に集計しているか。
(1-b) 要精検率を検診機関別に集計しているか。

(1-c) 要精検率を過去の検診受診歴別に集計しているか。

6. 精密検査結果の把握、精密検査未受診者の特定と受診勧奨

(1) 精密検査方法および、精密検査（治療）結果※（精密検査の際に行った組織診やコルポ診、細胞診、HPV検査の結果などや、手術によって判明した組織診断や臨床進行期のこと）を把握しているか。
　　※ 精密検査（治療）結果は地域保健・健康増進事業報告に必要な情報を指す。
(2) 精密検査方法および、精密検査（治療）結果が不明の者については、本人※もしくは精密検査機関への照会等により、結果を確認しているか。
　　※ 本人に確認する場合は、精密検査受診日・受診機関・精密検査方法・精密検査結果の4つすべてが本人から申告される必要がある。
(3) 個人ごとの精密検査方法および、精密検査（治療）結果を、市区町村、検診機関（医療機関）、精密検査機関が共有しているか。
(4) 過去5年間の精密検査方法および、精密検査（治療）結果を記録しているか。
(5) 精密検査未受診と精密検査結果未把握を定義[注1]にしたがって区別し、精密検査未受診者を特定しているか。
(6) 精密検査未受診者に精密検査の受診勧奨を行っているか。

7. 精検受診率、癌発見率、上皮内病変（CINなど）、微小浸潤癌割合、陽性反応的中度の集計

解　説：
① 過去の検診受診歴別とは、初回受診者（初回の定義は過去3年間に受診歴がない者）および非初回受診者の別を指す。
② 上皮内病変とは、「CIN3または上皮内腺癌（AIS）／CIN2／CIN1／腺異形成」のいずれかの区分に含まれるものを指す。上皮内病変の数の集計とは、上記の4つの区分に分けて、すべて集計することを指す。
③ 微小浸潤癌は、臨床進行期IA1およびIA2期のもの。
(1) 精検受診率を集計しているか。
(1-a) 精検受診率を年齢5歳階級別に集計しているか。
(1-b) 精検受診率を検診機関別に集計しているか。
(1-c) 精検受診率を過去の検診受診歴別に集計しているか。
(1-d) 精検未受診率と未把握率を定義[注1]にしたがって区別し、集計しているか。
(2) 癌発見率を集計しているか。
(2-a) 癌発見率を年齢5歳階級別に集計しているか。
(2-b) 癌発見率を検診機関別に集計しているか。
(2-c) 癌発見率を過去の検診受診歴別に集計しているか。
(3) 上皮内病変（CINなど）の数を集計しているか（区分ごと）。
(3-a) 上皮内病変（CINなど）の数を年齢5歳階級別に集計しているか（区分ごと）。
(3-b) 上皮内病変（CINなど）の数を検診機関別に集計しているか（区分ごと）。
(3-c) 上皮内病変（CINなど）の数を過去の検診受診歴別に集計しているか（区分ごと）。
(4) 微小浸潤癌割合（原発性の癌数に対する微小浸潤癌数）を集計しているか。
(4-a) 微小浸潤癌割合を年齢5歳階級別に集計しているか。
(4-b) 微小浸潤癌割合を検診機関別に集計しているか。
(4-c) 微小浸潤癌割合を過去の検診受診歴別に集計しているか。
(5) 陽性反応的中度を集計しているか。
(5-a) 陽性反応的中度を年齢5歳階級別に集計しているか。

(5-b) 陽性反応的中度を検診機関別に集計しているか。
(5-c) 陽性反応的中度を過去の検診受診歴別に集計しているか。

8. 地域保健・健康増進事業報告
(1) がん検診結果や精密検査結果の最終報告（地域保健・健康増進事業報告）を行っているか。
(2) がん検診の結果について、地域保健・健康増進事業報告の全項目を計上できるよう、委託先（検診機関（医療機関）、医師会など）に報告を求めているか。
(2-a) 委託先からの報告内容が地域保健・健康増進事業報告を網羅できていない場合、改善を求めているか[※]。
　　※ 今年度は網羅できている場合：網羅できていない場合には改善を求めるような体制を有しているか。
(3) 精密検査結果について、地域保健・健康増進事業報告の全項目を計上できるよう、委託先（検診機関（医療機関）、精密検査機関、医師会など）に報告を求めているか。
(3-a) 委託先からの報告内容が地域保健・健康増進事業報告を網羅できていない場合、改善を求めているか[※]。
　　※ 今年度は網羅できている場合：網羅できていない場合には改善を求めるような体制を有しているか。

9. 検診機関（医療機関）の質の担保
解　説（再掲）：
① このチェックリストにおける「検診機関」は、委託形態にかかわらず、実際の検診を行う個々の検診機関（医療機関）を指す。
② 市区町村が単独で実施できない項目については、関係機関（都道府県、検診機関、医師会等）と連携して行うこと[※]。
③ このチェックリストをもとに調査を行う場合、市区町村が把握できない項目については、関係機関（都道府県、検診機関、医師会等）に確認して回答すること[※]。
　　※ 特に個別検診の場合。
(1) 委託先検診機関（医療機関）を、仕様書の内容に基づいて選定しているか[※]。
　　※ もしくは仕様書の代わりに、自治体（都道府県／市区町村）の実施要綱等の遵守を選定条件としてもよい。
(1-a) 仕様書（もしくは実施要綱）の内容は、「仕様書に明記すべき必要最低限の精度管理項目」[注2]を満たしているか。
(1-b) 検診終了後に、委託先検診機関（医療機関）で仕様書（もしくは実施要綱）の内容が遵守されたことを確認しているか。
(2) 検診実施機関（医療機関）に精度管理評価を個別にフィードバックしているか[※]。
　　※ 冒頭の解説のとおり、市区町村が単独で実施できない場合は、関係機関（都道府県、検診機関、医師会等）と連携して行うこと。下記(2-a)、(2-b)、(2-c)も同様。
(2-a) 「検診実施機関用チェックリスト」の遵守状況をフィードバックしているか。
(2-b) 検診実施機関（医療機関）ごとのプロセス指標値を集計してフィードバックしているか。
(2-c) 上記の結果を踏まえ、課題のある検診機関（医療機関）に改善策をフィードバックしているか。

[注1]　「今後の我が国におけるがん検診事業評価の在り方について」報告書　別添6参照
[注2]　「今後の我が国におけるがん検診事業評価の在り方について」報告書　別添8参照（なお、別添8は2016年4月改定版に差し替える）

資料4　子宮頸がん検診のためのチェックリスト（都道府県用）

1. 生活習慣病検診等管理指導協議会の組織・運営
(1) 　　子宮癌部会は、保健所、医師会、がん検診関連学会に所属する学識経験者、臨床検査技師等子宮頸がん検診にかかわる専門家によって構成されているか。
(2) 　　子宮癌部会は、市区町村が策定した検診結果について検診が円滑に実施されるよう、広域的見地から医師会、検診実施機関、精密検査機関等と調整を行っているか。
(3) 　　年に1回以上、定期的に子宮癌部会を開催しているか。
(4) 　　年に1回以上、定期的に生活習慣病検診等従事者講習会を開催しているか。

2. 受診者の把握
(1) 　　対象者数（推計を含む）を把握しているか。
(2) 　　受診者数を把握しているか。
(2-a) 受診者数（率）を年齢階級別に集計しているか。
(2-b) 受診者数（率）を市区町村別に集計しているか。
(2-c) 受診者数を検診実施機関別に集計しているか。
(2-d) 受診者数を過去の検診受診歴別に集計しているか[注1]。

3. 要精検率の把握
(1) 　　要精検率を把握しているか。
(1-a) 要精検率を年齢階級別に集計しているか。
(1-b) 要精検率を市区町村別に集計しているか。
(1-c) 要精検率を検診実施機関別に集計しているか。
(1-d) 要精検率を過去の検診受診歴別に集計しているか[注1]。

4. 精検受診率の把握
(1) 　　精検受診率を把握しているか。
(1-a) 精検受診率を年齢階級別に集計しているか。
(1-b) 精検受診率を市区町村別に集計しているか。
(1-c) 精検受診率を検診実施機関別に集計しているか。
(1-d) 精検受診率を過去の検診受診歴別に集計しているか[注1]。
(2) 　　精検未把握率を把握しているか[注2]。

5. 精密検査結果の把握
(1) 　　癌発見率を把握しているか。
(1-a) 癌発見率を年齢階級別に集計しているか。
(1-b) 癌発見率を市区町村別に集計しているか。
(1-c) 癌発見率を検診実施機関別に集計しているか。
(1-d) 癌発見率を受診歴別[注1]に集計しているか。
(2) 　　上皮内癌割合[注3]（発見癌数に対する上皮内癌数）を把握しているか。
(2-a) 上皮内癌割合を年齢階級別に集計しているか。
(2-b) 上皮内癌割合を市区町村別に集計しているか。
(2-c) 上皮内癌割合を検診実施機関別に集計しているか。
(2-d) 上皮内癌割合を受診歴別[注1]に集計しているか。

(3) 微小浸潤癌割合[注4]（発見癌数に対する微小浸潤癌数）を把握しているか。
(3-a) 微小浸潤癌割合を年齢階級別に集計しているか。
(3-b) 微小浸潤癌割合を検診実施機関別に集計しているか。
(3-c) 微小浸潤癌割合を受診歴別[注2]に集計しているか。
(4) 陽性反応的中度を把握しているか。
(4-a) 陽性反応的中度を年齢階級別に集計しているか。
(4-b) 陽性反応的中度を市区町村別に集計しているか。
(4-c) 陽性反応的中度を検診実施機関別に集計しているか。
(4-d) 陽性反応的中度を受診歴別[注1]に集計しているか。
(5) 発見子宮頸がんについて追跡調査を実施しているか。
(5-a) 発見子宮頸がんの追跡所見・病理所見について把握しているか。
(5-b) 発見子宮頸がんの予後調査（生存率・死亡率の分析など）を実施しているか。

6. 偽陰性例（癌）の把握

(1) 受診者の追跡調査や地域癌登録等により、検診受診後の子宮頸がんを把握しているか。
(2) 検診受診後2年未満に発見された子宮頸がん（偽陰性例）を把握しているか。
(3) 検診受診後2年以上経過してから発見された子宮頸がんを把握しているか。

7. 癌登録への参加（実施地域のみ）

(1) 地域癌登録を実施しているか。
(2) 地域癌登録に対して、症例を提供しているか。
(3) 偽陰性例の把握のために、地域癌登録のデータを活用しているか。
(4) 予後の追跡のために、地域癌登録のデータを活用しているか。

8. 不利益の調査

(1) 検診受診後6ヵ月（1年）以内の死亡者を把握しているか。
(2) 精密検査による偶発症を把握しているか。
(2-a) 治療が必要な中等度以上の出血例を把握しているか。
(2-b) その他の重要な偶発症（感染症等）を把握しているか。

9. 事業評価に関する検討

(1) チェックリストに基づく検討を実施しているか。
(1-a) 個々の市区町村のチェックリストについて把握・検討しているか。
(1-b) 個々の検診実施機関のチェックリストについて把握・検討しているか。
(2) 要精検率等のプロセス指標に基づく検討を実施しているか。
(2-a) プロセス指標について、全国数値との比較や、各市区町村間、検診実施機関間でのばらつきの確認等の検証を実施しているか。
(2-b) プロセス指標において問題が認められた市区町村から、聞き取り調査等を実施しているか。
(2-c) プロセス指標において問題が認められた検診実施機関から、聞き取り調査等を実施しているか。
(3) チェックリストやプロセス指標において問題が認められた検診実施機関に対して、実地による調査・指導等を実施しているか。
(4) 実地調査等により不適正な検診実施機関が認められた場合には、市区町村に対して委託先の

変更を助言するなど、適切に対応しているか。

10. 事業評価の結果に基づく指導・助言
(1) 事業評価の結果に基づき、指導・助言等を実施しているか。
(1-a) 事業評価の結果を報告書に取りまとめ、市区町村や検診実施機関に配布しているか。
(1-b) 事業評価の結果について、市区町村や検診実施機関に対する説明会を開催しているか。
(1-c) 事業評価の結果に基づき、市区町村や検診実施機関に対して個別の指導・助言を実施しているか。
(2) 事業評価の結果を、個別の市区町村や検診実施機関の状況も含めて、ホームページ等で公表しているか。

注1 初回受診者（初回の定義は過去3年間に受診歴がない者）および逐年検診受診者等の受診歴別
注2 未把握は、精検受診の有無がわからないもの。および（精検受診したとしても）精検結果が正確にわからないものすべて。本報告書（『今後の我が国におけるがん検診事業の在り方について 報告書』2008年3月）別添6参照
注3 上皮内癌は、癌の浸潤が子宮頸部の上皮内のみにとどまるもの
注4 微小浸潤癌は、病期Ia1およびIa2期のもの

索 引

欧文索引

A
Acetowhite epithelium 79
Adenocarcinoma 22, 63～65, 68, 73
AGC 22, 62, 64, 68, 73
AIS 14, 22, 23, 64, 65, 68, 73, 95
ASC 63
ASC-H 22, 63, 64, 68, 73
ASC-US 30, 62～64, 67, 68, 73, 83
atypical glandular cells 64, 65
atypical squamous cells of undetermined significance 30, 63, 64
Atypical vessels 74, 82, 83

B
BD Onclarity™（オンクラリティ）HPVキット 85
Bethesda system 63

C
carcinoma in situ 23
Cellprep® 50, 51, 55
cervical intraepithelial neoplasia 13
CIN 13, 14, 20～23, 30, 46, 63, 65, 76, 79, 80, 81～85, 95
CIN1 13, 14, 22, 63, 76, 79, 83, 84, 95
CIN2 13, 14, 22, 63, 83～85, 95
CIN3 13, 14, 21～23, 63, 65, 76, 79, 80, 83, 84, 95
CIN分類 14
CIS 23, 63
conventional method 50

E
endocervical adenocarcinoma in situ 14, 63～65

H
herpes simplex virus 36
HC II 84, 85
HPV 13, 14, 24, 32～34, 45, 61～63, 66, 67, 83～86, 91
HPV DNA「キアゲン」HC II 85
HPV簡易ジェノタイプ判定 83, 84
HPV検査 19, 22, 51, 83, 84, 90, 91, 93, 95
HPV検査薬 84
HPVジェノタイプ判定 83, 85, 86
HPVタイピング 13
HPVハイリスク陽性 73
HPVワクチン 33, 34
HSIL 13, 14, 22, 63～65, 68, 73
HSILを除外できない異型扁平上皮 63
HSV 36
human papillomavirus 13

J
Jフィットブラシ 37, 38, 47
Jフィットブラシコンビ 37
Jフィットブラシプラス 38, 47

L
LBC 50
liquid-based cytology 50
liquid-based preparation 50
LSIL 13, 14, 22, 63, 64, 68, 73, 83

M
Mosaic 80, 81
MEBGEN™ HPVキット 84～86

N
NILM 22, 30, 62, 64, 67, 68

O
Other malignant neoplasms 64, 66, 68, 69, 73

P
primary SCJ 78, 79
Punctation 82, 83

R
randomized controlled trial 16
RCT 16

S
SCC 22, 64, 68, 73

SCJ	25, 45, 46, 79
secondary SCJ	78, 79
SIL	23
squamocolumnar junction	25, 78, 79
squamous cell carcinoma	63〜65, 82
squamous intraepithelial lesion	23
SurePath™	50, 51, 55

T

TACAS™	50, 51, 55
ThinPrep®	50, 51, 55
Transformation zone	74, 78, 79

V

VIN	36
vulvar intraepithelial neoplasia	36

和文索引

あ

アウトカム指標	18, 20, 22
アキュジーン®m-HPV	84
悪臭のある帯下	56
アプティマHPV	84, 85
アルギン酸ナトリウム	56

い

意義不明な異型扁平上皮細胞	30, 62, 63
異型腺細胞	62, 64
異型扁平上皮細胞	30, 62〜66
異型血管	74, 82, 83
移行帯	25, 39, 46, 47, 74, 78, 79
移行帯細胞	62
萎縮性腟炎	43, 47
1次扁平円柱上皮境界	78

え

液状化検体細胞診	50, 55
液状化検体法	46
液状処理法	50, 51, 53, 55, 61
円柱上皮細胞	25
エンドサーベックスブラシ	37

お

オネスト頸管ブラッシュ	37, 38

か

外陰上皮内腫瘍	36
外陰ヘルペス	36
過剰診断	15, 17, 20
化生上皮	74
がん検診	13, 15〜20, 46, 61, 90〜93, 96, 97, 99
がん検診事業評価	17
がん検診受診率	18, 20, 22
カンジダ	67
カンジダ外陰炎	36
がん死亡率	18, 20
がん発見率	15, 18, 20, 22, 23, 56
がん罹患数	11

き

技術・体制指標	18
偽びらん	46
偽陽性	15, 17, 90, 92
筋腫分娩	45

く

グリーンフィルター	73, 75, 77
クリニチップ®HPV	84〜86

け

頸管ブラシ	46, 47, 49
軽度扁平上皮内病変	63, 64, 80
検診対象者	16, 17, 20, 29, 30, 54, 55, 94
頸部腺癌	66
検体管理	53
検体取り違え	32, 53, 54
検体の適正・不適正	22, 61, 66

こ

硬化性苔癬	36
高度扁平上皮内病変	63, 64
骨盤臓器脱	43, 45

索引

5年相対生存率 ……………………………………… 12
コバス4800・6800/8800システムHPV ……… 85
コバスHPV ………………………………………… 84
個別検診 ……………………… 16, 22, 91, 93, 94, 96
コルポスコープ ………………………… 30, 67, 68, 75
コルポスコピー ……… 46, 65, 67, 68, 73, 77, 79, 83, 84
コルポスコピー所見 ……………………………… 76
コンタミネーション ……………………………… 53, 54

さ

再検査 ………………………………………… 30, 61, 67
サイトピック ………………………………… 37, 47, 61
細胞採取器具 ………………………… 34, 35, 37, 38, 50, 61
細胞診検体 ………………………………………… 22
細胞診判定 ……… 20, 32, 34, 61, 62, 65, 66, 68, 89, 92
細胞診標本 ………………………………………… 61
細胞診分類 ………………………………………… 62
酢酸加工 …………………………… 73, 75〜77, 79, 80, 83
酢酸加工診 ………………………………………… 76
サーベックスブラシ ………………… 37, 38, 47, 49, 61
サーベックスブラシコンビ ………………… 37, 38, 47, 49

し

子宮頸管ポリープ ………………………………… 30, 45
子宮頸がん ……………… 11〜14, 19, 20, 25, 30, 32, 33,
　　　　　　　　　　45, 46, 61, 62, 84, 90〜93, 98
子宮頸がん検診 …… 14, 16, 19〜23, 29, 30, 33〜36,
　　　　　　　　　　46, 56, 61, 67, 73, 84, 89〜91, 93, 94, 97
子宮頸がん検診受診率 …………………………… 34
子宮頸がん死亡数 ………………………………… 12
子宮頸がん死亡率 ……………………………… 12, 19
子宮頸がん罹患数 ………………………………… 11
子宮頸がん罹患率 ………………………………… 11
子宮頸部 …………………… 13, 24, 25, 30, 32, 35〜37,
　　　　　　　　　　43, 45, 50, 73, 75, 78, 79
子宮頸部円錐切除術 ……………… 20, 45, 69, 83, 84
子宮頸部細胞採取 ………………………………… 32, 43
子宮頸部擦過細胞診 …………… 19, 20, 30, 32, 34,
　　　　　　　　　　35, 45 61, 66, 73
子宮頸部上皮内腫瘍 ……………………………… 13
子宮頸部腺癌 ……………………………………… 14, 45
子宮頸部摘出 ……………………………………… 83, 84
子宮頸部扁平上皮癌 ……………………………… 13
子宮全摘出手術 …………………………………… 30, 42

子宮体がん ………………………………………… 30
子宮腟部 ……………………… 24, 25, 33, 35, 37, 39〜43,
　　　　　　　　　　45〜47, 49, 73, 74, 76, 77
子宮腟部の外観 ………………………………… 46, 48
子宮腟部病変 ……………………………………… 68
子宮腟部びらん ………………………… 45, 46, 73, 75
子宮内膜症 ………………………………………… 43, 45
事業評価のためのチェックリスト …………… 18
止血方法 …………………………………………… 56
死亡率減少効果 ……………………………… 15, 16, 19
集団検診 …………………………………………… 16, 22
従来法 …………………… 19, 46, 50〜55, 61, 62, 65, 66
重力接着法 ……………………………………… 50, 51
受診率 ………………………………………… 17, 20, 21
上皮内癌 …………………………… 14, 21, 23, 64, 97, 99
上皮内腺癌 ……………………………… 14, 64, 65, 95
上皮内病変 ………………………………………… 73, 95
除外できない異型扁平上皮 ……………………… 63
職域検診 …………………………………… 16, 17, 20
職域におけるがん検診 ………………………… 17, 29
浸潤癌 …………………… 13, 14, 19, 20, 36, 64, 73, 83
浸潤癌所見 ……………………………………… 74, 83
浸潤子宮頸がん …………………………………… 45

す

水様帯下 …………………………………………… 45

せ

精検受診率 …………………… 18, 21, 23, 30, 56, 93, 95, 97
性交後出血 ………………………………………… 56
正常子宮頸部 ……………………………………… 78
精度管理 …………………………… 15〜21, 29, 30, 34,
　　　　　　　　　　61, 89, 90, 92, 93, 96
精密検査 ……………………… 15, 18, 21, 23, 29, 30, 36,
　　　　　　　　　　65〜68, 73, 83, 90, 91, 93〜98
赤点斑 …………………………………………… 74, 82, 83
接触性皮膚炎 ……………………………………… 36
腺癌 ……………………………………… 13, 14, 45, 64〜66
尖圭コンジローマ ………………………………… 45

た

対策型検診 ……………………………… 16, 17, 20, 29
ダグラス窩 …………………………………… 23, 43, 44
ダブルチェック ………………………………… 32, 54, 55

ち

地域保健・健康増進事業報告	20～22, 56, 90, 93, 95, 96
チェックリスト	18～20, 22, 29, 90, 91, 93, 94, 96～98
腟鏡	32, 33, 39～43, 45～47, 73, 89, 92
腟鏡診	42, 43, 45
腟鏡の挿入	32, 40, 41, 43
腟上部切断術	30
腟中隔	43
直接塗抹法	19, 50～53, 55, 61, 62, 65, 66

つ

追跡管理	15, 19, 30

と

トリコモナス	67

な

内頸部腺病変	65
内頸部腺癌	65
内診台	32, 33, 35, 40, 42, 73
ナボット卵	74, 78, 79

に

肉眼的浸潤癌	56, 57
2次扁平円柱上皮境界	78
日母クラス分類	66
任意型検診	16, 17, 20, 29
人間ドック	16
妊娠	20, 34, 35, 37, 39, 42, 89, 92

ね

狙い組織診	30, 67, 68, 73, 75, 77

は

ハイリスクHPV	13, 63, 84～86
ハイリスクHPV-DNA	67
白色上皮	74, 77, 79, 80
八田式頸管ブラシ	37, 38
パパニコロウ分類	66
バルトリン腺嚢胞	36

ひ

ヒトパピローマウイルス	13
標本作製	46, 50, 61

ふ

フィルター転写法	50, 51
不正出血	46
不正性器出血	30, 33, 45, 56, 89, 92
不明瞭検体	62
ブラシ	32, 34, 35, 37, 47, 49, 50, 52～54
ブルーム型	37, 46, 47, 49, 50, 52, 53
プロセス指標	18～23, 90, 93, 96, 98

へ

ベセスダシステム	23, 61, 62, 64, 66, 67, 89, 91, 93
ヘラ	32, 34, 37, 38, 47, 49, 52, 54, 61
扁平円柱上皮境界	24, 25, 45, 46, 78, 79
扁平上皮化生細胞	25, 62
扁平上皮癌	13, 14, 64～66, 82
扁平上皮系病変	14
扁平上皮細胞	25, 62
扁平上皮内病変	23

ほ

本人確認	32

み

密度勾配遠沈法	51

む

無作為化比較対照試験	16

め

メタアナリシス	13
綿棒	35, 37, 55

も

モザイク	74, 76, 80, 81
問診	20, 32～34, 39, 43, 56, 89～92

ゆ

ユイノブラシ	37, 38, 49
有効性評価	15, 19

よ

要精検率	18, 20～23, 30, 93～95, 97, 98
要精密検査	15, 17, 22, 23, 29, 30, 67, 90, 91

り

罹患率減少効果	19

子宮頸部細胞採取の手引き
Technical instructions:
collection of adequate Pap smears of the uterine cervix

2019年6月30日　第1刷発行

編　集：一般社団法人 日本婦人科がん検診学会
発行者：松田國博
発行所：株式会社 クバプロ
　　　　〒102-0072 東京都千代田区飯田橋3-11-15 6F
　　　　TEL：03-3238-1689　FAX：03-3238-1837
　　　　E-mail：kuba@kuba.jp
　　　　URL：http://www.kuba.co.jp/

©2019　本書掲載記事の無断転載を禁じます。
乱丁本・落丁本はお取り替えいたします。
ISBN978-4-87805-162-3　C3047